Prof. Dr. Volker Pudel

Was man alles über Cholesterin wissen muß

FALKEN

Von Prof. Dr. V. Pudel sind im FALKEN Verlag folgende Bücher erschienen:
Die Pfundskur (1102)
Der Pudel-Plan (1179)

Zum Thema Cholesterin sind vom FALKEN Verlag erhältlich:
Arteriosklerose (1020)
Cholesterintabelle (1088)
Fettabelle (1055)
Die Cholesterin-Minus-Kur (4512)
Cholesterinarm kochen und genießen (4442)
Diät bei Fettstoffwechselstörungen (3208)

Die Deutsche Bibliothek – CIP-Einheitsaufnahme

Pudel, Volker:
Was man alles über Cholesterin wissen muß / Volker Pudel. – Niedernhausen/Ts. : FALKEN, 1991
(FALKEN Bücherei)
ISBN 3-8068-1180-6

ISBN 3 8068 1180 6

Titelbild: TLC-Foto-Studio, GmbH, Velen-Ramsdorf
Zeichnung Seite 30: Peter Röseler, Emsdetten
Die Ratschläge in diesem Buch sind vom Autor und vom Verlag sorgfältig erwogen und geprüft, dennoch kann eine Garantie nicht übernommen werden. Eine Haftung des Autors bzw. des Verlags und seiner Beauftragten für Personen-, Sach- und Vermögensschäden ist ausgeschlossen.
Satz: Grunewald Satz & Repro GmbH, Kassel
Druck: Mainpresse Richter Druck GmbH, Würzburg

817 2635 4453 6271

INHALT

VOM ZITTERN VOR ZAHLEN

Wer sich gesund fühlt, der ist auch gesund. So dachten die Menschen, bis ihnen die Medizinwissenschaft die *unfrohe Botschaft von den Laborwerten* verkündete. Nicht der Mensch selbst, sondern diese nüchternen Zahlen entscheiden nun darüber, ob er sich gesund fühlen darf. Die Ergebnisse der Laboruntersuchung werden vom Arzt beurteilt, und aus seinem berufenen Munde erfährt dann der „gesunde" Mensch, daß er eigentlich krank ist. Der Tropfen Blut aus der Armbeuge sagt viel aus, mehr, als man sich oft wünscht, und oft auch mehr, als man befürchtet hat.
Die heimliche Bedrohung durch die Ziffern aus den Labors der modernen Medizin ist allgegenwärtig. Anlaß für viele Menschen, den Arztbesuch zu verweigern. Denn allzuoft wird ein kleiner Tropfen Blut im Labor analysiert, und dann hängen Ziffern und Zahlen wie ein Damoklesschwert über den Menschen. Schlimmer noch, hohe Laborwerte mahnen zu mehr Bewegung, vermiesen den gewohnten Appetit auf verlockende Speisen oder verpflichten gar zu einer strengen, faden Diät. Diese Zahlen, die sich einmal ins Leben eingeschlichen haben, wird man nicht mehr los. Sie beeinflussen einen, die Gedanken kreisen um sie, und sie verursachen ungute Gefühle.

1 Teelöffel Fett in 1 Liter
Auch der Cholesterinwert im Blut ist eine Zahl, die Angst hervorrufen kann. „200" lautet die neue, magische Grenze, an der sich die Geister scheiden und die „Gesunde" plötzlich zu „Patienten" werden läßt. Doch was bedeutet diese Zahl? Auch durch das Anhängsel „mg/dl" (Milligramm pro Deziliter) wird der Wert nicht vertrauter. *200 Milligramm Cholesterin in einem Zehntelliter Blut* – und nicht mehr! Klar? Aber ist das nun viel oder eher wenig?
Für ein Rezept in der Küche wäre es verschwindend wenig. Wenn Sie 1 Teelöffel Öl in 1 Liter Magermilch träufeln und beides gut verquirlen, dann wäre die Grenze von 200 Milligramm Öl in einem Deziliter Milch-Öl-Mischung bereits überschritten. Beim Cholesteringehalt im Blut geht es also um so geringe Mengen, wie sie im täglichen Leben eher ungewöhnlich und damit eigentlich auch unvorstellbar sind.

In den USA läuft seit Jahren eine Cholesterinkampagne, um auch im tiefsten Mittleren Westen jeden Amerikaner mit der *Cholesteringefahr* vertraut zu machen. *Herzinfarkt* heißt die Drohung, mit der uns Cholesterinziffern Angst machen. Den nötigen Beweis liefern amerikanische Statistiken, die Herz-Kreislauf-Erkrankungen als die mit Abstand häufigste Todesursache ausweisen.

Widersprüche verunsichern

Auch in Deutschland wird heftig über das Cholesterin debattiert, denn auch hier führen die Herz-Kreislauf-Erkrankungen, also Herzinfarkte und Schlaganfälle, mit 52 % die Statistik der Todesursachen an. Dabei wird einem erhöhten Cholesterinspiegel häufig die Hauptschuld zugeschoben. Doch widersprüchlich und uneinheitlich erscheinen die wissenschaftlichen Ergebnisse, wenn sie durch die Medien zu den Bürgern gelangen. Werden diese befragt, was es denn mit dem Cholesterin auf sich habe, dann kommt Ratlosigkeit auf: „Nicht zu viele Eier essen, das ist ungesund" oder „Ja, mit der Butter, da war doch was" oder „Macht das nicht die Arterienverkalkung?", so oder so ähnlich lauten meist die vagen Vermutungen.
Jedenfalls bedeutet Cholesterin ganz offensichtlich nichts Gutes. Das hat sich herumgesprochen. Dafür haben allein schon Lebensmittelproduzenten gesorgt, die sich mit griffigen Aussagen über die Cholesterinarmut ihrer Produkte einen Marktvorteil sichern wollten. In einem heftigen, langjährigen Streit um das Cholesterin, der lautstark in Anzeigen oder ganz still im redaktionellen Teil der Medien ausgefochten wurde, reduzierte man die entscheidende Frage über Tod und Leben auf drei Worte: „Butter oder Margarine?" Dieser Kampf der Konzerne ist noch so manchem in (un)guter Erinnerung.

Feind zwischen Anklage und Freispruch

Bei Eiern, Butter und Margarine also scheint die Geschichte klar zu sein. Doch bei genauerem Hinsehen tappt so mancher Bundesbürger noch sehr im dunkeln. Denn die lautstarken Streitereien haben eher den Blick auf das Wesentliche verstellt, konkrete Informationen verhindert und das Gefühl der Bedrohung durch den tatsächlichen oder angeblichen Feind Nummer eins, das Cholesterin, anschwellen lassen. Beruhigend ist es deshalb, im Nachrichtenmagazin DER SPIEGEL (November 1990) die entlastende Überschrift zu lesen: „Freispruch für einen Schurken!" Ist also die Cholesterinstory wirklich nur auf einen grandiosen Irrtum zweier Generationen von Medizinwissenschaftlern zurückzuführen? Die Wahrheit ist weder im SPIEGEL noch bei den erbitterten Cholesteringegnern zu finden, sondern sie liegt wie meist – irgendwo in der Mitte. Denn selbst der „freisprechende" SPIEGEL stellt nämlich fest, daß „ein Zusammenhang zwischen Blutfetten und Koronarerkrankungen besteht".

Informationen für die eigene Entscheidung

Diese Mitte zu suchen, sie zu verstehen, um dann den richtigen Weg zu finden, darum geht es in den nächsten Kapiteln. Wir werden dazu etwas ausholen und einige Grundbegriffe und Fachausdrücke der Medizin erklären müssen. Ich werde versuchen, sie anschaulich, konkret und auch etwas unterhaltsam zu beschreiben, um Ihnen dieses Thema genießbar, besser noch schmackhaft zu servieren, auch auf die Gefahr hin, daß einige Experten ob mancher Vereinfachung ihre Nase rümpfen werden.

Mir geht es um eine praxisgerechte Darstellung der Cholesteringeschichte, damit Sie informiert und gelassen die für Sie richtige Entscheidung treffen können. Nehmen Sie sich zumindest etwas Zeit, um dieses Büchlein in Ruhe zu lesen. Angst ebenso wie Verleugnung waren noch nie eine gute Motivation für menschliches Handeln.

ESSEN, NUR UM SATT ZU WERDEN

Unsere Vorfahren hatten in der Tat ganz andere Probleme als wir heute. Tagtäglich satt zu werden erforderte immer wieder viel Geist, einige Tricks und Geduld. Die Menschen hatten keine Ahnung von Blutfettwerten, weil auch ihre Ärzte davon nichts verstanden. Sie hatten keine Angst vor dem Herzinfarkt, weil andere Krankheiten sie sterben ließen, ehe die Zeit für einen Herzinfarkt reif war. Gelegentlich träumten sie nachts vom Schlaraffenland. Dieser Traum, von Pieter Breughel in Öl gemalt, ist heute in der Münchner Pinakothek zu besichtigen.

Das Schlaraffenland ist kein Traum mehr

Heute ist dieser Traum Wirklichkeit geworden. Der Wunsch nach Vielfalt, Nahrungsreichtum, Schlemmereien und unbegrenztem Vorrat hat sich in den letzten 40 Jahren mehr als erfüllt. Überbordende Lebensmittelregale mit Discount- und Sonderangeboten machen es wahrlich schwer, eine richtige Lebensmittelauswahl zu treffen.

Das Leben im Schlaraffenland wurde noch durch die revolutionären Errungenschaften der Hygiene und der Medizin – zum Beispiel die Entdeckung des Insulins oder des Penicillins – qualitativ beträchtlich verbessert und auch wesentlich verlängert. Ständig stieg – und steigt auch noch heute – die Lebenserwartung, und die Ärzte bekamen die Infektions- und die Kinderkrankheiten in den Griff. Heute liegt die durchschnittliche Lebenserwartung bei mehr als sieben Jahrzehnten.

Grund zur Freude und eine Chance, das lange Leben mit genußvollem Essen auszufüllen. Doch kaum hatten die Menschen der reichen Industrienationen bei Tisch ihren Nachholbedarf gestillt, meldete sich die Ernährungsmedizin vehement zu Wort. Ein neues Krankheitsspektrum, das bislang kaum eine Bedeutung hatte, drängte sich auf die vorderen Rangplätze der Statistik; Spitzenpositionen erklommen die Herz-Kreislauf-Erkrankungen, die noch in der deutschen Nachkriegszeit ganz seltene Fälle in den Arztpraxen waren.

Die häufigsten Todesursachen der Deutschen	
1910	**1988**
1. Krankheiten der Verdauungsorgane 12,7 %	1. Krankheiten des Kreislaufsystems 49,7 %
2. Tuberkulose 10,1 %	2. Bösartige Neubildungen 25,3 %
3. Altersschwäche 10,0 %	3. Krankheiten der Atmungsorgane 5,6 %
4. Krankheiten des Kreislaufsystems 9,5 %	4. Unfälle, Vergiftungen, Gewalteinwirkungen 4,7 %
5. Krankheiten des Nervensystems 8,6 %	5. Krankheiten der Verdauungsorgane 4,6 %

Quelle: Statistisches Bundesamt

Hiobsbotschaft der Medizin

In all den „Schlaraffenländern" der westlichen Welt begann eine hektische Forschungsaktivität. Ab 1972 verkündeten die Ernährungsberichte, die alle vier Jahre im Auftrag der Bundesregierung geschrieben werden, neuerlich die Hiobsbotschaft: Die Deutschen essen falsch! Und 1980 wußte man es sogar auf Heller und Pfennig genau: Die ernährungsabhängigen Krankheiten kosten jährlich rund 42 Milliarden DM!

Was war geschehen? Die großartige Errungenschaft, das Leben zu verlängern, hat in gewisser Weise einen Pferdefuß: Erst wenn viele Menschen 60, 70 oder gar 80 Jahre alt werden, können sich nachteilige Folgen einer unausgewogenen Ernährung zeigen und damit erst wissenschaftlich erkannt werden. Auch unsere Vorfahren haben sich nicht unbedingt gesund ernährt, doch sie starben, bevor krankmachende Folgen der Ernährung sichtbar werden konnten.

Zeitbombe: Ernährung

Internationale wissenschaftliche Studien brachten es dann an den Tag: Falsche Ernährung kann eine Zeitbombe sein, deren Explosion erst für Jahrzehnte später programmiert ist. Bei solch schleichenden Entwicklungen kann der

Mensch jedoch nur sehr schwer Ursache und Wirkung in Zusammenhang bringen. Lediglich wenn die unangenehmen Folgen schnell auftreten, ist die Ursache offensichtlich. Aber wie sollten z. B. jene Millionen Menschen zwischen 45 und 60 Jahren, die heute an Osteoporose (Knochenschwund) leiden, auf die Idee kommen, daß sie in früheren Jahren weniger Milchprodukte, und damit weniger Kalzium, aufgenommen haben als ihre Mitbürger, die gesunde Knochen haben? Wie sollen Jugendliche, die monate- oder jahrelang bei gutem Wohlbefinden zu Pommes frites, Ketchup, Nuß-Nougat-Creme und ähnlichen, wenig nährstoffreichen Lebensmitteln greifen, überhaupt ahnen, daß ihr Herz-Kreislauf-System dadurch schneller altert?

Erst Computer entdecken die Schäden

Solche Erkenntnisse über Spätfolgen konnten nur Wissenschaftler gewinnen, die große Menschengruppen über lange Zeit beobachten, viele Fragen stellen, viele Messungen vornehmen und dann dieses riesige Datenmaterial mit Hilfe eines Computers analysieren. Dabei zeigte sich rasch, welche enorme Bedeutung die tägliche Ernährung hat.
Ein Essen, das satt macht und mit dem man die nächsten Tage und Wochen überlebt, bedeutet also noch keine gute Ernährung. Erst ein Essen, das schmeckt, das den Nährstoffbedarf deckt und deshalb zu einer optimalen Versorgung aller Organe führt, ist eine Ernährung, die den Vorstellungen vom Schlaraffenland gerecht wird. Das gegenwärtige Lebensmittelangebot bietet uns allen die Möglichkeit, uns gesund zu ernähren. Es gilt sie nur zu nutzen. Da wir nicht in allen Fällen die positiven, aber auch die negativen Folgen der Ernährung selbst testen können, müssen wir auf die Wissenschaftler hören, die unsere Ernährungsgewohnheiten und die daraus entstehenden ernährungsabhängigen Erkrankungen untersucht haben.

Spezialisten, die sich Epidemiologen nennen

Die entsprechende Forschungsrichtung nennt sich „Epidemiologie". Jeder weiß, was eine Epidemie ist. Davon abgeleitet beschäftigt sich also diese Wissenschaft mit der „Verbreitung und Ausbreitung von Krankheiten". Ohne die Epidemiologen gäbe es heute keine Cholesterindiskussion. Sie erst haben mit ihren Untersuchungen die Grundlagen geschaffen, über deren Bewertung inzwischen so trefflich gestritten wird.

Als kurzgefaßtes Resümee der Ernährungsmedizin und der Epidemiologie lassen sich gegenwärtig folgende Erkenntnisse festhalten:

1. Es ist für ein langes und gesundes Leben überhaupt *nicht egal*, was und wieviel gegessen wird. Sich vollwertig ernähren bedeutet viel mehr, als nur Kalorien zu zählen.
2. Es ist für ein langes und gesundes Leben *ganz wichtig*, was gegessen wird. Mindestens 40 lebensnotwendige Nährstoffe sind bekannt, die wichtige Funktionen im Körper erfüllen und daher in der richtigen Menge regelmäßig in der Nahrung enthalten sein müssen.
3. Mit der Möglichkeit, sich ausgewogen zu ernähren, kann sich der Mensch eine ganz entscheidende Voraussetzung für ein gesundes langes Leben *selbst* schaffen.
4. Die kalorienliefernden Nährstoffe *Eiweiß, Fett* und *Kohlenhydrate* müssen langfristig in einer ausgewogenen Beziehung stehen. Dabei gilt, daß etwa 60 % aller Kalorien durch Kohlenhydrate, höchstens 30 % über Fette und 10 % über Eiweiß aufgenommen werden.
5. Von den vielfältigen Fehlern, die bei der Ernährung unterlaufen können, ist ein überhöhter Fettkonsum mit Sicherheit der mit den unangenehmsten Folgen im späteren Leben.

Empfehlungen und Realität

Die Realität sieht jedoch ganz anders aus: Gegessen wird, was schmeckt. 140 Gramm Fett verspeist der „statistische Bundesbürger" Tag für Tag. Das sind mehr als 40 % der Tageskalorienzufuhr, die allein über Fett in den Körper gelangen. Die Ernährungserkenntnisse der Wissenschaft haben sich also zu Hause bei Tisch oder im Restaurant noch nicht sehr durchgesetzt. Noch immer verschenken Millionen von Menschen die Chance, die ihnen eine vollwertige Ernährung für eine andauernde Lebensqualität auch in hohem Alter bietet.

So dokumentiert der deutsche Ernährungsbericht auch 1988 wieder, daß in deutschen Landen überhaupt zuviel, zu fett, zu süß, zu salzig und zuwenig ballaststoffreich gegessen und daß zu häufig zu Fleisch und Wurst gegriffen wird. Auch die Ernährungsmedizin meldet sich und klagt: 35 % aller Deutschen sind übergewichtig; 1,8 bis 3 Millionen sind zuckerkrank; 20 bis 30 % haben einen erhöhten Blutdruck; 1 Million Männer bekommen bis zum 65. Lebensjahr erhöhte Harnsäurespiegel, die zu Gicht führen können; ausgeprägte Fettstoffwechselstörungen lassen sich – je nach Alter und Körpergewicht – bei 2 bis 37% der Bevölkerung nachweisen.

Chance im Ernährungsverhalten

Alle diese klinischen Befunde werden mit einer falschen Ernährung in Zusammenhang gebracht. Vor allem aber lassen sie sich in einem bestimmten Ausmaß durch eine Umstellung des Ernährungsverhaltens positiv beeinflussen.

Die Fettstoffwechselstörungen gelten – neben dem Bluthochdruck – als Schrittmacher für die Arteriosklerose und ihre klinischen Komplikationen. Dazu zählt die koronare Herzkrankheit, insbesondere der Herzinfarkt. Da heute über 50% der Todesfälle auf solche Erkrankungen zurückgeführt werden müssen, lohnt sich eine eingehende Betrachtung, um folgende Frage auszuloten: *Wie groß ist die Chance, durch eine Umstellung der Ernährungsgewohnheiten diesem Schicksal zu entkommen?*

Die auch im Ernährungsbericht 1988 angesprochenen Fettstoffwechselstörungen werden an zwei Werten dingfest gemacht, die im Blut jedes Menschen zu messen sind:

1. am Cholesterinspiegel und
2. am Triglyzeridspiegel (der jedoch in diesem Zusammenhang weniger wichtig ist).

Diese beiden Laborwerte werden, wenn sie erhöht sind, als die wichtigsten Bedingungen für die Entstehung der Arteriosklerose angesehen. Internationale Untersuchungen haben beweisen können, daß der Konsum gesättigter Fette eine besonders ungünstige Wirkung hat. Außerdem gibt es einen Zusammenhang zwischen erhöhten Blutfettwerten und Übergewicht.

Abklärung der Begriffe

Im nächsten Kapitel geht es zunächst um eine weitere Klärung der Begriffe: Was ist *Arteriosklerose*, wie entsteht sie? Was ist *Cholesterin*? Was sind *Triglyzeride* und was sind *gesättigte Fette*?

Doch bevor Sie weiterlesen, möchte ich Ihnen eine kleine Hausarbeit vorschlagen. Kreuzen Sie doch – nur für sich selbst – auf den nächsten Seiten an, wie häufig Sie die dort aufgelisteten Lebensmittel essen. Dann werden Sie später leichter beurteilen können, ob Ihr Eßverhalten noch „Reservemöglichkeiten" für eine bessere Nutzung Ihrer Ernährungschancen bietet.

Selbsteinstufung

Machen Sie zunächst bitte Ihre Kreuze. Orientieren Sie sich dabei an den über den Spalten befindlichen Symbolen. Essen Sie zum Beispiel ein Lebensmittel mehrmals am Tag, kreuzen Sie bitte das ganz linke Kästchen an und so weiter. Übertragen Sie anschließend die in jedem angekreuzten Kästchen stehende Zahl in das jeweils zugeordnete leere Kästchen ganz rechts.

Die Zeichen über den Spalten bedeuten:

+ + +	= mehrmals am Tag
++	= etwa einmal pro Tag
+	= jeden zweiten bis dritten Tag
–	= ein- bis zweimal pro Woche
– –	= etwa viermal im Monat
– – –	= noch seltener

	+++	++	+	–	––	–––	
Graubrot	3	3	4	3	2	1	
Vollkornbrot	4	3	2	1	1	1	
Weißbrot/ Brötchen	1	1	1	2	3	4	
Knäckebrot	1	2	3	4	4	3	
Kuchen/Kekse	1	1	1	1	3	4	
Müsli	3	4	3	2	1	1	
Marmelade/ Honig	1	1	2	3	3	4	
Quark/Joghurt	4	3	2	1	1	1	
Käseaufschnitt	4	4	3	2	2	1	
Wurstaufschnitt	1	2	3	4	4	4	
Schinken	1	2	3	4	4	4	
Eier	1	1	1	2	3	4	
Fisch	3	4	4	3	2	1	
Schweinefleisch	1	1	2	3	4	3	

	+++	++	+	–	––	–––	
Rindfleisch	1	1	2	3	4	3	
Leber/Niere	1	1	1	2	3	4	
Geflügel	1	1	2	3	4	4	
Brat-/Brühwurst	1	1	1	2	3	4	
Hülsenfrüchte	1	1	2	3	4	3	
Gemüse	4	4	3	2	1	1	
Rohkost	4	4	3	2	1	1	
Salate mit leichtem Dressing	4	4	3	2	1	1	
Mayonnaisensalat	1	1	1	2	3	4	
Salz-/Pellkartoffeln	4	4	3	2	1	1	
Pommes frites	1	1	1	2	3	4	
Bratkartoffeln	1	1	1	2	3	4	
Nudeln, Reis	2	2	3	4	3	1	
Getreide (Körner)	2	3	4	3	1	1	
Klöße/Knödel	1	1	2	3	4	4	
Pizza	1	1	2	3	4	4	
Suppe	1	2	3	4	3	3	
Eintopf	1	1	2	3	4	3	
Orange	4	4	3	2	1	1	
Apfel/Birne	4	4	3	2	1	1	
sonstiges Obst	4	4	3	2	1	1	
Pudding/Kompott	1	1	2	3	4	4	
Eiscreme	1	1	2	3	4	4	
Süßigkeiten	1	1	1	2	3	4	
Nüsse	1	1	2	3	4	3	
Milch	4	3	2	1	1	1	
Kakao	3	4	3	2	1	1	

	+++	++	+	-	--	---	
Fruchtsaft ohne Zucker	4	4	3	2	1	1	
Nektar/ Saftgetränk	1	1	1	2	3	4	
Cola/Limonade	1	1	1	2	3	4	
Bier/Wein/Sekt	1	1	2	3	4	4	
Spirituosen	1	1	2	3	4	4	
Mineralwasser	4	4	3	2	1	1	

Auf die Auswertung kommen wir später zurück. Für ganz Ungeduldige und Neugierige: auf Seite 59 steht, wie es gemacht wird.

FETT IST NICHT GLEICH FETT

Geht es ums Fett, dann denkt man natürlich sofort an Streichfette oder Öl, weil diese Lebensmittel der Inbegriff für Fett schlechthin sind. Bei einem Biß in einen Kuchen, beim Naschen von Schokolade, aber auch beim Genuß von Käse, Kakao, Saucen, Erdnüssen, Oliven, Avocados, Fleischwurst, Nuß-Nougat-Creme, Schinken, Hering, Pommes frites, Christstollen, Eiern, Joghurt und vielen, vielen anderen leckeren Lebensmitteln kommt einem der Gedanke ans Fett nicht so direkt in den Sinn.

Versteckte Fette

In vielen Lebensmitteln also ist Fett verborgen, es ist nicht zu sehen, wohl aber angenehm auf der Zunge zu spüren. Fett ist nämlich ein idealer Geschmacksträger und für den vollen, „runden" Geschmack verantwortlich. Darum auch kennt jede Hausfrau den kleinen Trick mit dem berühmten „Stich Butter" im Gemüse.
Mehr als 50 % jener 140 Gramm Fett, die im Durchschnitt täglich von jedem Bundesbürger verspeist werden, gelangen heimlich als *verborgene Fette* in den Körper, sie schmuggeln sich im Gewand anderer Lebensmittel ein. Die Tabelle auf der nächsten Seite zeigt einige von ihnen.

Pro Kilo Gewicht – 1 Gramm Fett

Die Deutsche Gesellschaft für Ernährung gibt eine einfache Empfehlung: Pro Kilogramm Körpergewicht kann 1 Gramm Fett in der Tagesernährung sein. Danach sind im Normalfall 60 bis 70 Gramm Fett genug, und zwar sowohl als sichtbare als auch als versteckte Fette. Doch 140 Gramm finden täglich ihren Weg in den Körper. Das ist ein wichtiger Punkt, der festgehalten werden muß, weil viele Wissenschaftler der festen Überzeugung sind, daß dies bereits der ausschlaggebende Faktor für die weite Verbreitung der Fettstoffwechselstörungen ist.

Drei Fettsäuren an Glyzerin gekoppelt

Aber der Sachverhalt ist noch etwas komplizierter, denn Fett ist nicht gleich Fett. Auch aus eigener Küchenerfahrung weiß jeder, daß ein Keimöl anders aussieht als zum Beispiel das harte, weiße Kokosfett.

Lebensmittel (100 g)	**Brenn-wert** (kcal)	**Fett** (g)	**Fett-kalorien-anteil*** (kcal-%)
Aal	407	33	73
Avocado	212	18	76
Blätterteigstückchen	392	26	60
Butterkäse (50% Fett i.Tr.)	335	25	67
Dresdner Stollen	412	20	44
Ei	168	11	59
Emmentaler (45% Fett i.Tr.)	416	30	65
Ente mit Sauce	373	29	70
Fleischwurst	311	26	75
Haselnüsse	680	62	82
Holländische Sauce	467	46	89
Kalbsleberwurst	448	42	84
Kartoffelchips	573	36	57
Kartoffelpuffer	207	14	61
Milch	66	4	55
Mokka-Sahne-Torte	313	20	58
Nuß-Nougat-Creme	449	30	60
Oliven, grün	143	13	82
Prinzregententorte	431	31	65
Salami	519	50	87
Schinken (geräuchert)	360	30	75
Schlagsahne	310	31	90
Schokolade	529	30	51
Vanilleeis	131	6	41

(aus Dr. H. Oberritter: „Die aktuelle Fettabelle", FALKEN Verlag 1991)

* Dieser Wert gibt den prozentualen Anteil der Kalorien, die das Fett liefert, am gesamten Kaloriengehalt des Lebensmittels an

Alle Nahrungsfette stammen entweder aus pflanzlichen oder aus tierischen Nahrungsmitteln. Auch das ist eine Unterteilung, die eine gewisse Ordnung in die Nahrungsfette bringt.

Die treffendste Charakterisierung stammt aus der Lebensmittelchemie. Sie ist allerdings für den Laien kaum richtig zu begreifen, weil sie kleinste Einheiten chemischer Verbindungen (Moleküle) beschreibt, die so winzig klein sind, daß sie mit dem bloßen Auge nicht erkannt werden können. Die Fettsäuremoleküle scharen sich immer zu *dritt* um ein Glyzerinmolekül. Dieses Dreiergespann angekoppelt an

Glyzerin findet sich bei den üblichen Nahrungsfetten. Sie heißen unter Fachleuten deshalb auch *Triglyzeride* (drei = tri). Das Cholesterin fällt aus dem Rahmen; es ist zwar auch ein Fett, aber es ist anders aufgebaut als die Triglyzeride. Doch davon später.

Jetzt kommt das Wichtigste bei den Nahrungsfetten: Die Fettsäurepartner bestehen aus unterschiedlich langen Strängen, auf die Kohlenstoffatome wie Perlen aufgefädelt sind. Hat jede dieser „Kohlenstoffperlen" nun paßgenau ihre „Wasserstoffperlen" an ihrer Seite, ist der gesamte Strang „gesättigt". Darum nennen die Chemiker ein Fett aus solchen Fettsäuren ein *gesättigtes Fett*.

Die verschiedenen Fettsäuretypen

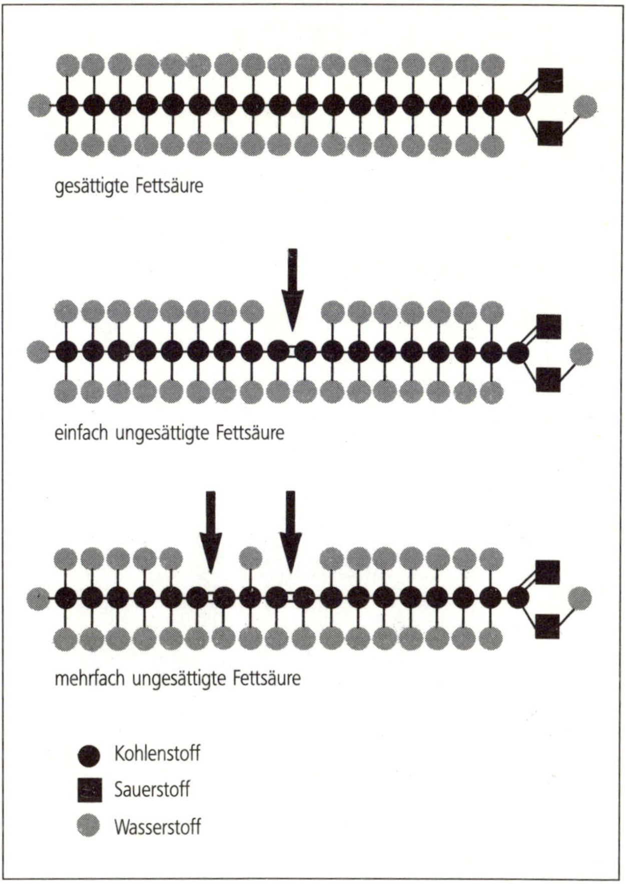

Fehlende Partner, daher ungesättigt

Es gibt auch Fettsäuren, bei denen es nicht zu jeder „Kohlenstoffperle" die paßgenaue Anzahl an „Wasserstoffperlen" gibt. Dann verbinden sich die „Kohlenstoffperlen" miteinander ein zweites Mal. Diese *eine* Doppelbindung unter gleichen Kohlenstoffpartnern findet sich bei *einfach ungesättigten Fettsäuren*. Wenn sich mangels Wasserstoffpartnern mehr als eine solche Doppelbindung bildet, entstehen die *mehrfach ungesättigten Fettsäuren*. Schon ist der Ausflug in die unbekannte Welt der Chemie zu Ende. Was bleibt, sind nicht nur drei Namen fürs Fett, sondern auch drei wichtige Bezeichnungen, um Nahrungsfette richtig zu beurteilen, denn der menschliche Organismus reagiert höchst unterschiedlich auf den „Sättigungsgrad" der Fette.

Einteilung ohne Chemielabor

Die Natur hat es nun so eingerichtet, daß wir in unserer Küche andere Möglichkeiten haben, die Fette zu unterscheiden. Mit wenigen Ausnahmen gilt nämlich:

- *Tierische* Fette bestehen vorwiegend aus *gesättigten* Fettsäuren.
- *Pflanzliche* Fette bestehen eher aus *ungesättigten* Fettsäuren.
- *Härteres, festes* Fett weist eher auf *gesättigte* Fettsäuren hin.
- *Weiches* oder *flüssiges* Fett läßt eher auf *ungesättigte* Fettsäuren schließen.

Die Fettsäurezusammensetzung von Nahrungsfetten (in Prozent)

Pflanzliche Fette			
Palmkernfett	83	15	2
Kokosfett	92	6	2
Olivenöl	19	73	8
Palmöl	46	44	10
Erdnußöl	19	50	31
Baumwollsaatöl	25	25	50
Sojaöl	14	24	62
Maiskeimöl	14	29	57
Sonnenblumenöl	8	27	65
Safloröl (Färberdistelöl)	10	15	75
Diätmargarine	25	20	55

Tierische Fette			
Milchfett (Butter)	60	37	3
Talg	54	43	3
Schweineschmalz	43	49	8

- gesättigte Fettsäuren
- einfach ungesättigte Fettsäuren
- mehrfach ungesättigte, essent. Fettsäuren (Linolsäure)

In der Tabelle sind für jede Gruppe einige Beispiele genannt. Eine wichtige Ausnahme ist Fischöl. Es stammt zwar vom Tier, ist aber dennoch ausgesprochen reich an mehrfach ungesättigten Fettsäuren. Bei den pflanzlichen Fetten gibt es ebenfalls Ausnahmen: Kokosfett und Palmöl liefern verstärkt gesättigte Fettsäuren!

Der Fettyp ist entscheidend

Der entscheidende Punkt, warum sich eine so akribische Beschäftigung mit diesen drei Fettsäurearten lohnt, ist der, daß der Stoffwechsel die Fette sehr wohl erkennt und auf die unterschiedlichen Fettypen höchst unterschiedlich reagiert. Gar nicht günstig reagiert der Körper auf große Mengen an gesättigten Fettsäuren. Damit wird er nicht richtig fertig, und als Folge davon kann der Fettgehalt im Blut steigen. Ganz anders ist dies bei den ungesättigten oder den gar mehrfach ungesättigten Fettsäuren. Sie können sogar, so paradox es klingen mag, dazu beitragen, daß die Blutfettwerte sinken. Die Zufuhr der früher (unzutreffend) als Vitamin F bezeichneten Linolsäure (eine mehrfach ungesättigte Fettsäure) ist sogar lebensnotwendig, weil der Körper sie nicht selbst produzieren kann.

Die Drittelregel

Hier die Drittelregel der Deutschen Gesellschaft für Ernährung: ein Drittel gesättigte, ein Drittel einfach und ein Drittel mehrfach ungesättigte Fettsäuren. Das ist ein weiser Tip für eine gesunde Ernährung. Als ein Hinweis auf die Richtigkeit dieser Regel mögen die Ernährungsgewohnheiten in den Mittelmeerländern dienen. Dort wird Fett im wesentlichen als Olivenöl (mit einem hohen Anteil an einfach ungesättigten Fettsäuren) konsumiert, ganz im Gegenteil zu Finnland, wo Fett überwiegend aus tierischen Produkten stammt. Eine Vergleichsstudie über 15 Jahre hinweg kommt zu einem überdenkenswerten Ergebnis: Während dieser Zeit starben in Finnland 23 %, auf Kreta in Griechenland jedoch nur 9 % der Studienteilnehmer. 50 % der Todesfälle in Finnland, aber nur 9 % der Todesfälle auf Kreta wurden durch Herzkrankheiten verursacht. Es gibt sicher noch andere Einflußfaktoren im Vergleich von Finnland und Kreta – aber diese Zahlen lassen uns bereits aufhorchen.

Wir sollten an dieser Stelle den Ausflug in die Typologie der Nahrungsfette unterbrechen. Wichtig erscheint jetzt ein Blick in den Körper. Was geschieht eigentlich dort, wenn wir mit großem Appetit die Schweinshaxe auf die Reise in den Organismus geschickt haben? Was geschieht, wenn neben den gesättigten, den einfach und den mehrfach ungesättigten Fetten auch noch das Cholesterin in den Körper gelangt?

VON STAUS, TAXIS UND UNFÄLLEN

Im Körper existiert als Versorgungsnetz ein verzweigtes Tunnelsystem aus größeren, mittleren und kleinsten Röhren, in denen das Blut fließt. Es umfaßt sowohl die Schlagadern, die großen Arterien, als auch die kleinsten Verästelungen, die Kapillaren, die als haarfeine Endausläufer mit den Körperzellen in Verbindung stehen und sie mit dem Transportgut (zum Beispiel mit Sauerstoff und Nährstoffen) versorgen.

Druckwellen im Versorgungssystem
Von den Zellen fließt das Blut durch ein zweites Tunnelsystem, die Venen, wieder zurück, wird erneut mit Sauerstoff und Nährstoffen beladen und vom Herzen wiederum in das Auslieferungssystem gepumpt. Die dabei entstehenden Druckwellen, die das Blut auf die Reise schicken, sind uns als Blutdruck bekannt. Er wird in zwei Werten angegeben: Einmal ist es der Spitzenwert, der gemessen wird, wenn das Herz gerade eine Druckwelle abschickt, dann der zweite Wert, der in dem Augenblick gemessen wird, in dem der Herzmuskel erschlafft. Welche Zeitspanne zwischen den Druckwellen liegt, kann jeder als Puls am Handgelenk fühlen.
Unsere Mahlzeit ist inzwischen aufgegessen, sie hat den Magen passiert und wartet jetzt im Dünndarm auf die Verdauung. Uns interessiert das Fett. Aus ihm gewinnt der Organismus Kraft und Energie, die zum Beispiel von den Muskeln benötigt werden. Ein Fettüberschuß, den der Körper nicht mehr als „Benzin für den Bewegungsmotor" verbrauchen kann, wird im Reservelager gespeichert und bildet jene unliebsamen Fettpölsterchen, die vielen Menschen zu schaffen machen.

Fett ist auf Transporteure angewiesen
Jedenfalls muß das Fett aus dem Dünndarm heraus durch das Tunnelsystem an die Orte gelangen, wo es benötigt wird. Nun weiß aber jeder aus Erfahrung, daß sich Fett nur ungemein schwer mit Wasser vermischen läßt: Fett schwimmt immer oben und ballt sich dort zu Fettaugen zusammen.

Fett kann deshalb auch im wäßrigen Blut nicht so ohne weiteres durch das Tunnelsystem transportiert werden. Daher stehen an der Dünndarmwand – so könnte man es sich vereinfacht vorstellen – unzählig viele Taxis bereit, in die das Fett einsteigen kann. Diese Taxis sind besonders darauf spezialisiert, im Tunnelsystem herumzufahren. Sie sind nämlich aus Eiweißstoffen gebaut, die im Gegensatz zum Fett sehr gut eine flüssige Verbindung mit Wasser eingehen können und darum vom Blutstrom mitgezogen werden.
Die Triglyzeride, aber auch das Cholesterin, sind also auf solche Taxis angewiesen, um an ihre Zielorte zu gelangen. Nach einer fettreichen Mahlzeit schwärmen, ähnlich wie beim Eintreffen eines Zuges am Bahnhof oder eines Flugzeugs am Flughafen, unzählige Taxis aus, um ihre Gäste aufzunehmen. Darum ist nach einer solchen Mahlzeit das Blut auch viel trüber als im nüchternen Zustand. Diese Trübung zeigt an, daß zur Zeit viele Eiweißtaxis Fettgäste aufnehmen.
Spätestens nach zehn Stunden ist dieser Großeinsatz vorbei, jedenfalls beim gesunden Menschen. Würde der Arzt nun den Triglyzeridspiegel im Blut bestimmen, käme ein „normaler" Wert heraus, das heißt: Der Abtransport der Fette ist beendet. Sie sind – per Taxi – an ihren Bestimmungsorten (entweder zur Energiegewinnung oder zum Ablagern im Reservedepot) angekommen. Jetzt ist auch klar, was ein ständig hoher Triglyzeridspiegel bedeutet: Es befinden sich weiterhin Taxis im Blutstrom, deren Fettladung am Ziel nicht angenommen wurde. Warum dies kritisch sein kann, werden wir noch erfahren.

Taxi ist nicht gleich Taxi
Zunächst müssen wir uns noch ein wenig mit den Taxis beschäftigen, denn Taxi ist nicht gleich Taxi. Die Wissenschaft hat herausgefunden, daß mehrere Taxizentralen sehr unterschiedliche Wagen in diesem Tunnelsystem laufen haben. Unterschiedlich vor allem darin, daß sie nicht alle gleich gerne das spezielle Fett Cholesterin zusteigen lassen. Dies ist vor allem deshalb von Bedeutung, weil die Taxis mit ihren Gästen eine Einheit bilden und erst als Team recht unterschiedliche Wirkungen im Tunnelsystem haben, mit durchaus negativen, aber auch mit positiven Folgen.
Natürlich kann das Beispiel von den Taxis und ihren fettigen Gästen nur eine grobe Vorstellung vom Fetttransport vermitteln. Das wesentliche daran ist: *Fette und Eiweiß zu-*

sammen bilden den Faktor, auf den es ankommt! Die Fachleute bezeichnen diese Taxi-Fahrgast-Teams als Lipoproteine: die Lipide, das sind die Fette, und die Proteine, das sind die Eiweißbausteine.

Taxis für das Nahrungsfett

Die größten Taxis, eher schon Lastentaxis, lassen fast nur Fettgäste zusteigen, die aus Glyzerin und den drei Fettsäuren bestehen, also die Triglyzeride. Dies sind die meisten der normalen Nahrungsfette. Nur ein klein wenig Cholesterin nehmen die Großtaxis „auf dem Kindersitz" mit. So gesehen sind die Lastentaxis sehr fettreich, aber cholesterinarm.

Taxis für das Cholesterin

Das normal große Taxi dagegen ist ausgesprochen „cholesterinbesessen". Die Hälfte seiner Plätze besetzt es damit. Sie ahnen vielleicht schon, daß das nichts Gutes verspricht. Hinzu kommt, daß diese Taxis mit Vorliebe als Fahrtziel die Tunnelwände sehen, dorthin steuern und dann einfach in Pulks parken! Diese Böswilligkeit kann dann dazu führen, daß sich an den Wänden Staus bilden. Solche Staus verengen den Tunnel, medizinisch gesehen eine beginnende Arteriosklerose.

Unsere Minicars aber, die dritte Taxisorte, schnappen sich nur einen Cholesterinfahrgast und sind somit nur mäßig cholesterinbeladen. Das klingt gut, und es ist auch gut. Noch besser aber ist es, daß diese Minicars auch unterwegs Cholesteringäste auf Parkplätzen an den Tunnelwänden aufnehmen und als Zielort die Leber ansteuern, in der dann das Cholesterin zu Gallensäure umgewandelt wird. Solche Minicars wünscht man sich also.

Es gibt noch weitere Taxis, aber für unsere Betrachtungen sind vor allem die beiden zuletzt beschriebenen besonders wichtig.

Die Taxis haben Namen

Die Mediziner haben den Taxis Namen gegeben, von denen meist die Abkürzungen bekannt sind: Die Minicars nennen sie *HDL*. Die mittelgroßen, cholesteringierigen Taxis heißen bei ihnen *LDL*, und die Lastentaxis werden als *Chylomikronen* bezeichnet. Über die HDL-Taxis freuen sich die Ärzte, schaffen sie doch Cholesterin aus dem Tunnelsystem (= Blutgefäße) zur Umwandlung in die Leber. Sie nennen daher auch das Cholesterin, das in solchen HDL-Taxis sitzt, das „gute Cholesterin", alles Cholesterin dagegen, das in LDL-Taxis mitfährt, das „schlechte Cholesterin", da diese Taxis einfach am Tunnelrand parken und so Staus verursachen können.

Cholesterin selbst ist neutral

Cholesterin für sich selbst genommen ist also weder gut noch schlecht. Es kommt ganz auf die Verbindung an, die es eingeht. Fahrgast und Taxi zusammen bestimmen somit, welche Wirkung von ihnen ausgeht. Wir sollten daher noch einmal einen genaueren Blick auf das Cholesterin selbst werfen.

CHOLESTERIN

Um es gleich vorweg zu sagen: Cholesterin ist kein Bösewicht schlechthin! Im Gegenteil, ohne Cholesterin könnten wir nicht leben. Dieses einmalige Fett, ohne das es zu vielfältigen, hochgradigen Funktionsstörungen kommt, hat ganz spezielle Aufgaben im Organismus zu erfüllen. Als Bestandteil von Zellen und Gewebe ist Cholesterin unentbehrlich für die Bildung von Hormonen, Gallensäure, Vitamin D und vielem mehr. Es steht daher in den wichtigsten Organen in größerer Menge zur Verfügung, zum Beispiel in der Leber, den Nieren, dem Gehirn und in den roten Blutkörperchen. Das macht auch verständlich, daß natürlich ebenso beim Tier in diesen Organen viel Cholesterin enthalten ist.

Körpereigene Cholesterinfabrik

Und weil Cholesterin so eminent wichtig ist, hat die Natur entsprechend vorgesorgt: Der Organismus selbst produziert zwischen 500 und 2000 Milligramm Cholesterin Tag für Tag! Dies sind gewaltige Mengen, wenn wir bedenken, daß heute mehrheitlich empfohlen wird, mit der täglichen Nahrung nicht mehr als 300 Milligramm aufzunehmen. Es fällt schwer zu verstehen, warum wir uns bei Tisch nur 0,3 Gramm gönnen sollten (ein Hühnerei hat bereits diese Menge!), wenn unserer Organismus ein Vielfaches davon schlichtweg selbst in eigener Fabrikation herstellt.

Nobelpreis für kluge Wissenschaftler

Es ist wirklich schwer zu verstehen. Die beiden ersten Wissenschaftler, die diesen Zusammenhang aufgeklärt haben, wurden deshalb auch 1985 mit dem Nobelpreis ausgezeichnet! Die amerikanischen Professoren MICHAEL BROWN und JOSEPH GOLDSTEIN entdeckten nämlich eine von der Natur sehr klug ausgedachte *Cholesterinpolitik*. Da die Körperzellen zum Überleben auf diesen wichtigen Stoff angewiesen sind, fahren sie an der Zelloberfläche kleine Antennen aus, mit denen sie die Taxis orten, die Cholesteringäste in dem Tunnelsystem herumfahren.
Wir wissen noch, daß die LDL-Taxis besonders viel Cholesterin transportieren, darum sind sie auch die bevorzugten Ziele, auf die sich die Antennen spezialisieren. Und je mehr

Cholesterin die Zelle benötigt, um so mehr Antennen werden ausgefahren, die jeweils ein Taxi orten, es einfangen und in die Zelle bringen.
Die zunächst kluge Cholesterinpolitik der Zelle besteht nun darin, und das haben BROWN und GOLDSTEIN entdeckt, daß die Zellen einfach ihre Antennen einziehen, wenn sie genug Cholesterin haben. Schwirren also viele LDL-Taxis im Tunnelsystem umher, so ist der Bedarf einer Zelle rasch gedeckt. Sie fährt also ihre Antennen ein, um sich selbst vor einer Überflutung durch Cholesterin zu schützen. Das bedeutet aber andererseits, daß viele LDL-Taxis auf ihrem Weg nicht mehr von Antennen geortet und aus dem Blutfluß in die Zelle gezogen werden, sondern weiterhin umherfahren und schließlich irgendwo am Tunnelrand parken.

Eigenproduktion wird gedrosselt

Die Natur hat also prinzipiell eine kluge Cholesterinpolitik ersonnen. Wenn von außen mehr Cholesterin angeboten wird, drosselt der Körper seine eigene Fabrikation. Die Gesamtbilanz ist dann wieder in Ordnung. Aber wenn ständig ein Überangebot da ist, wenn nur noch wenig benötigt wird, um den Bedarf an Cholesterin zu decken, dann kann es vorkommen, daß sogar die eigene Fabrikation in der Leber wieder zulegt. Folge: Es schwirren noch mehr überflüssige LDL-Taxis im Blut herum, die dann ungenutzt einfach parken.
Nebenbei gesagt, aber trotzdem wichtig ist folgendes Faktum: Es gibt auch Menschen, bei denen – sozusagen von vorneherein – die Körperzellen mit zuwenig Antennen ausgestattet sind. Bei ihnen bleiben dann allein aus diesem Grund zu viele LDL-Taxis im Blut, die nicht geortet werden können. Dies ist bei angeborener Fettstoffwechselstörung der Fall, unter der 12 bis 20 % der Bevölkerung leiden.
Damit ist – etwas grob, aber doch in den Grundzügen – die Cholesterinstory erzählt. Nachzutragen bleibt noch, was es genauer mit den Staus auf den Parkplätzen an den Wänden des Tunnelsystems auf sich hat. Schließlich müßten wir uns um das Cholesterin überhaupt nicht kümmern, wenn es dieses leidige und überflüssige Parken der LDL-Taxis nicht gäbe.

DER STAU IM TUNNEL

Das Tunnelsystem mit dem Taxiverkehr war unser Beispiel für das Gefäßsystem, also für die Adern, die im Sinne einer Einbahnstraße funktionieren und zum Hintransport von Blut mit Nährstoffen und Sauerstoff auch *Arterien* und zum Rücktransport des verbrauchten Blutes *Venen* genannt werden. Beim Cholesterinproblem geht es um den wichtigen Nähr- und Sauerstofftransport in den Arterien.

Das erstarrte Tunnelsystem

Um die Entstehung der Arteriosklerose zu verstehen, müssen wir uns vom anschaulichen, aber zu einfachen Bild des Tunnels verabschieden. Unsere Arterien sind nämlich im Aufbau viel komplizierter als ein starrer Tunnelkanal.

Erst das Erscheinungsbild der *Arteriosklerose* ist damit wieder zu vergleichen: Die Wände sind hart geworden, sie haben ihre Elastizität verloren. Sie sind verengt, weil sich innen an den Wänden Ablagerungen festgesetzt haben, die den Durchfluß behindern. Das ist das Bild der Arteriosklerose. Die gesunden Gefäße, in denen das Blut vom Herz ungehindert vorangepumpt werden kann, sind elastisch und können in ihrem Durchmesser verändert werden. Denn unter der Außenhaut der Arterien befindet sich eine Muskelschicht, die den Querschnitt der Arterien, also den „Rohrdurchmesser", erweitern oder verengen kann. So wird unter anderem auch der Blutdruck reguliert: Verengung bedeutet einen kleineren Querschnitt und damit erhöhten Druck, Erweiterung senkt folgerichtig den Blutdruck ab. Diese Elastizität ist ein ganz besonders wichtiges Merkmal des arteriellen Leitungssystems.

Störungen an der Kontaktstelle

Ganz innen ist die Arterie mit einer Haut ausgekleidet. An dieser Kontaktstelle von Blutstrom und Arterie werden die gelösten Nährstoffe aus dem Blut entnommen und nach außen in das Gewebe weitertransportiert.

Die Innenauskleidung der Arterien kann nun gelegentlich – einfach als Verschleißerscheinung – kleinere defekte Stellen aufweisen: Sie kann undicht sein oder sogar kleine Löcher haben. Dann schmuggeln sich auch andere Substanzen, die im Blut transportiert werden, durch diese Innenschicht bis zur Muskelwand durch und nisten sich dort ein, obgleich sie dort nichts zu suchen haben. Dies ist ein das ganze Leben lang anhaltender Prozeß, der dem Menschen selbst nicht bewußt wird, weil er lange Zeit keine Beschwerden verursacht und auch nicht immer dazu führen muß.

Vorgänge bei der Entstehung von Arteriosklerose

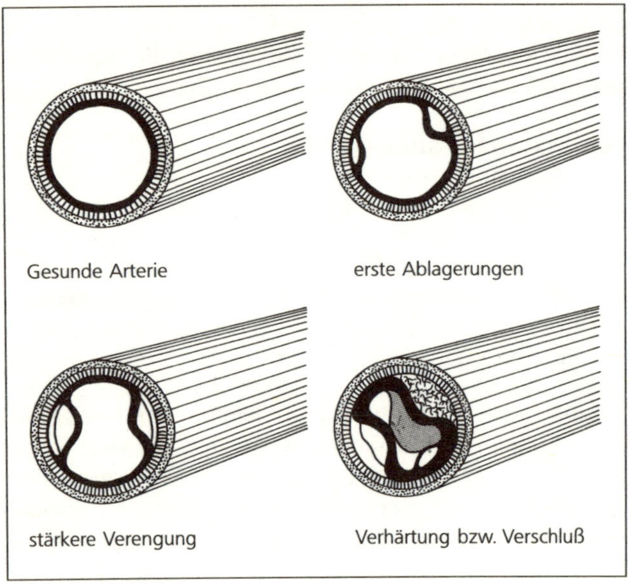

Der normale Alterungsprozeß

Es handelt sich beim genannten Prozeß um ein stilles, heimliches Vordringen von Schlackenstoffen in die Gefäßwand. Das Resultat kann man sich vorstellen: Die Muskelschicht, die ja insbesondere für die Flexibilität der Arterie verantwortlich ist, wird geschädigt; sie wird hart und härter und damit starr. Die Ablagerungen selbst nehmen immer weiter zu und behindern ebenfalls den Durchfluß. In „normalem" Ausmaß ist dieser Prozeß nicht zu vermeiden. Er stellt den unumgänglichen Alterungsprozeß dar und vollzieht sich eigentlich in allen Haupt- und Nebenstraßen des Arteriensystems. Die Beschaffenheit des Gefäßsystems gibt also von der biologischen Funktion her zutreffender als die Geburtsurkunde an, wie alt der Mensch wirklich ist. Der Heidelberger Professor Schettler nannte sein Buch zu diesem Thema deshalb „Der Mensch ist so jung wie seine Gefäße".

Als eigentliche Arteriosklerose bezeichnet man eine über diesen normalen Alterungsprozeß hinausgehende und beschleunigte Verhärtung und Verengung des arteriellen Leitungssystems, die vor allem ganz bestimmte, besonders lebenswichtige Stellen betrifft (zum Beispiel Arterien in Herznähe oder gar die Herzkranzgefäße selbst). Hier spielen unsere inzwischen hinreichend als hartnäckige Sünder bekannten LDL-Taxis eine wesentliche Rolle, da sie ihren Zielort nicht finden und sich an der Innenhaut der Arterie festsetzen. Sie lagern sich dort gemeinschaftlich in Pulks ab und dringen in die Tunnelwand ein.

Mülldeponien bauen sich auf

Werden solche Pulks größer und größer, verfangen sich Blutklumpen in diesen Engpässen, die die Arterienleitung total verriegeln. Zusammen mit den Ablagerungen aus Fett, Eiweiß und Cholesterin mischen sich auch noch andere Stoffe unter diese wachsenden „Mülldeponien", unter anderem auch Kalkstoffe, die letztendlich den populären Namen Arterienverkalkung für diesen Vorgang geprägt haben. Doch nicht der Kalk, sondern das eigentlich unerlaubte Parken der LDL-Taxis an der Innenwand der Arterie ist der Ausgangspunkt für eine Arteriosklerose.
Die Auswirkungen solcher Staus oder gar der Totalsperrungen im Gefäßsystem sind Herzinfarkt oder Schlaganfall.

Kein Schicksal ohne Umkehr

Übrigens, um nicht mit einer Schreckensbotschaft dieses Kapitel zu beenden: Neuere Forschungen haben brauchbare Hinweise ergeben, daß eine bestehende Arteriosklerose kein unabdingbares Schicksal sein muß. In einem frühen Stadium gar läßt sie sich, zum Beispiel durch eine fettarme Ernährung, die besonders wenig gesättigte Fettsäuren ins Blut bringt, teilweise rückgängig machen. Ist die Arteriosklerose weiter fortgeschritten, kann man auf diesem Wege zumindest größeres Unheil vermeiden.
Bleibt noch nachzutragen, daß wir hier nur eine Möglichkeit kennengelernt haben, wie die Arteriosklerose entsteht. Es gibt aber noch andere Voraussetzungen dafür, die zur Zeit intensiv erforscht werden. Man hat unter anderem die Beobachtung gemacht, daß auch Menschen, die keinen erhöhten Cholesterinspiegel haben, einen Herzinfarkt erleiden können, weil sich bei ihnen eine Arteriosklerose durch andere Bedingungen (z. B. Rauchen) ausgebildet hat.

QUINTESSENZ

Bis hierher haben wir uns durch Beispiele und Modellvorstellungen mit den wichtigsten Funktionen und Wegen der Fette und insbesondere des Cholesterins vertraut gemacht. Die Natur hat das alles natürlich noch sehr viel komplizierter eingerichtet, aber uns sollten in diesem Zusammenhang die vorgestellten Beispiele genügen.
Fassen wir also das Wesentliche zusammen: Mit dem täglichen Essen konsumieren wir Fett. Das ist nicht falsch oder gar ungesund, denn auch aus dem Fett gewinnt der Körper seine Lebensenergie. Außerdem ist er darauf angewiesen, daß bestimmte Fettsäurearten zugeführt werden, weil er sie, wie die mehrfach ungesättigten Fettsäuren, selbst nicht herstellen kann, sie aber dringend für bestimmte Funktionen benötigt.

Erst die Menge wird zum Problem
Allerdings – so viel Fett, wie gegenwärtig gegessen wird, braucht der Körper nicht. Er speichert den Überschuß als Fettpölsterchen. Die goldene Regel der Deutschen Gesellschaft für Ernährung: 1 Gramm Fett pro Kilogramm Körpergewicht – das reicht dicke! Oder anders: 30 % aller benötigten Kalorien können Fettkalorien sein – mehr nicht!

Der Fettyp entschärft das Problem
Fett ist nicht gleich Fett. Wir haben drei Arten unterschieden: solche mit vorwiegend gesättigten, einfach und mit mehrfach ungesättigten Fettsäuren. Faustregel war: Tierische Produkte liefern vor allem gesättigte Fettsäuren (Ausnahme: Fischöl). Pflanzenprodukte beinhalten mehr ungesättigte Fettsäuren (Ausnahme: Kokosfett und Palmöl). Goldene Regel: etwa doppelt soviel einfach und mehrfach ungesättigte Fette wie gesättigte Fette aufnehmen.
Die Nahrungsfette, die als Triglyzeride bezeichnet werden, gehen recht schnell vom Dünndarm ins Blut über. Als größere Fettkügelchen werden sie transportiert. Während dieses Transports steigt daher der Triglyzeridspiegel im Blut.

Ohne Cholesterin kein Leben
Cholesterin, angeblich der böse Teufel, über den vehement gestritten wird, ist eine lebenswichtige Substanz: ohne

Cholesterin kein Leben! Und weil es so wichtig ist, hat die Natur in jeden Organismus eine Cholesterinfabrik eingebaut. Die paßt ihre Produktionsmenge aber nur in gewisser Weise den Lieferungen an, die via Mund, Magen und Dünndarm ankommen.
Cholesterin ist also zunächst einmal kein Schurke. Es wartet ganz brav – weil es als Fettsubstanz im Blut nicht gelöst werden kann – auf ein entsprechendes Transportmittel. Erst dieses verändert seinen Charakter, weil es als Fahrgast nicht alleine das Ziel bestimmt, sondern der Transporteur auch ein Wörtchen mitzureden hat. Zwei wichtige Taxiunternehmen (es gibt eigentlich noch ein paar mehr), die jeweils völlig andere Fahrtinteressen haben und andere Ziele ansteuern, kümmern sich um das Cholesterin: die *HDL-Taxis* und die *LDL-Taxis*.
HDL-Taxis, von denen es weniger gibt, nehmen ihre Cholesterinfahrgäste auf und chauffieren sie zur Leber, wo sie risikolos zu Gallensäure verarbeitet werden.
LDL-Taxis bieten ihre Cholesterinladung den Körperzellen an, die sie aber nur so lange aufnehmen, bis ihr Bedarf gedeckt ist. Dann schotten sich die Zellen ab, fahren ihre Antennen ein und lassen die beladenen LDL-Taxis einfach weiterfahren. Der natürliche Schutz der Körperzellen vor zuviel Cholesterin führt also dazu, daß LDL-Cholesterin, das nicht unterkommen konnte, im Blut kreist.

Stau und Totalsperrung: Herzinfarkt

Es kommt zu Ablagerungen und Verletzungen an den Innenwänden der Arterien. Es können regelrechte Klumpen entstehen, die zu Stau und Totalsperrung in der Arterie führen. Diese Depots, in die neben dem Cholesterin auch andere Schlackenstoffe, zum Beispiel Kalzium, eingelagert werden, sind eine wichtige Ursache der Arterienverkalkung. Sie wiederum ist für die meisten Herzinfarkte und Schlaganfälle verantwortlich.

Die entscheidenden Fragen

Das ist im Telegrammstil der erste Teil unserer Cholesteringeschichte. Doch genau jetzt kommen unweigerlich die entscheidenden Fragen, die jeder gerne beantwortet hätte:

- *Was kann ich tun, um diese gefährlichen Ablagerungen an den Arterienwänden zu vermeiden?*
- *Wie groß sind meine Chancen, mit Ernährung der Arteriosklerose entgegenzuwirken?*

- *Gibt es neben dem Fett noch andere Faktoren, die den Fettgehalt im Blut steigen oder sinken lassen?*
- *Können die freundlichen HDL-Taxis gezielt vermehrt oder auch die schädlichen LDL-Taxis unmittelbar verringert werden?*

Doch die zunächst ganz entscheidende Ausgangsfrage ist:

- *Wer muß sich überhaupt um seine Blutfettwerte kümmern? Und wie kann man – wenn man denn muß – seine Blutfettwerte verbessern?*

Streit um Grenzwerte

Mit diesen letzten beiden Fragen stechen wir in ein Wespennest, denn daß ein stark erhöhter Cholesterinspiegel im Blut eine Voraussetzung für Arteriosklerose und damit Schrittmacher für Herz-Kreislauf-Erkrankungen bis hin zu Infarkt und Schlaganfall ist, das steht völlig außer Frage.
Doch was heißt *stark erhöht*? Welcher Laborwert, den man vom Arzt erfährt, gilt als *normal*, welcher als *etwas erhöht*? Was bedeutet es, einen „etwas erhöhten" Cholesterinspiegel zu haben? Berührt das die Frage „Butter oder Margarine"? Heißt das Diät? Läutet ein solcher Laborwert einen Lebensabschnitt ein, in dem Eßgenuß zum Fremdwort und statt dessen Ernährung zum nüchternen Planspiel wird?
Gedruckt finden wir gegenwärtig die Unterstützung für jede Sichtweise. Das macht die Sache nicht leichter, zumal beide Lager ihre Wissenschaftler haben, die etwas von dem Thema verstehen. Nur wie können, so müssen wir uns verwundert fragen, so gegenteilige Auffassungen in die Öffentlichkeit gelangen?

Unterschiedliche Blickpunkte

Der so heftig geführte Streit ist bei genauerem Hinsehen überhaupt kein Streit. Die beiden Lager betrachten die ganze Geschichte nur von verschiedenen Blickpunkten aus, und sie haben sehr unterschiedliche Ziele im Auge. Denn eines ist klar: Über wissenschaftliche Fakten kann man nicht durch Mehrheitsbeschluß oder gar durch Auflagenhöhe abstimmen.
Der Streit dreht sich auch nicht um die Tatsachen an sich, sondern um ihre Bewertung. Die erschreckende Zahl von mehr als 10 000 Verkehrstoten in der Bundesrepublik wird kein vernünftiger Mensch bestreiten. Und keiner wird bestreiten, daß Autos dabei eine wesentliche Rolle spielen.

Doch die Diskussion um sinnvolle Maßnahmen, die die Unfallzahlen nachhaltig verringern, ist auch unter Fachleuten noch in vollem Gang. Ein Lager schwört auf Geschwindigkeitsbeschränkungen, andere sehen in intelligenten Verkehrslenkungssystemen den Ausweg und wieder andere möchten die Anzahl der Autos verringern. Die eigene Situation legt natürlich auch bestimmte Sichtweisen nahe. Klar, ein Automobilhersteller denkt anders als ein passionierter Radfahrer. So, oder zumindest so ähnlich, ist das bei der Cholesterinstory auch. Sie ahnen schon, wir werden etwas ausholen müssen, um den Hintergrund der Cholesterindebatte zu verstehen.

Enttarnung der Taxis

Doch zuvor sollten wir die beiden Namen der so oft zitierten Taxis schnell etwas enttarnen, denn Ihr Arzt würde sich vermutlich wundern, wenn Sie fragen, ob in Ihrem Blut genug HDL-Taxis zirkulieren. Die Abkürzung „HDL" und „LDL" beziehen sich auf englische Fachbezeichnungen und bedeuten in voller Wortlänge *High-Density-Lipoproteine* und *Low-Density-Lipoproteine*, also Lipoproteine mit hoher beziehungsweise geringer Dichte. Der Ausdruck Lipoproteine weist auf die Kombination von Fetten (Lipiden) und Eiweißen (Proteinen) hin. So gesehen sind unsere Taxis also Lipoproteine mit unterschiedlicher Dichte, die Fachleute (und Sie jetzt auch) einfach als *HDL-Cholesterin* beziehungsweise als *LDL-Cholesterin* bezeichnen. Einverstanden? Übrigens – die Dichte bezeichnet eine physikalische Eigenschaft des Taxi-Fahrgast-Teams. Sie hat nichts mit der Anzahl der Fahrgäste zu tun.

WAS IST NORMAL?

Jeder Patient erwartet von seinem Arzt, daß dieser seinen Gesundheitszustand richtig beurteilen kann. Diese Einstellung ist ganz menschlich, denn tagtäglich werden häufig ganz ähnliche Beurteilungen vorgenommen. „Mensch, ist der aber dick", denken wir, wenn wir einen zwei Zentner schweren Zeitgenossen erblicken. „Die Frau ist aber klein", „Der sieht aber heute schlecht aus" oder „Das Wetter ist aber außergewöhnlich schön".

Normal heißt „im Durchschnitt"

Allen diesen Beurteilungen liegt ein Vergleich mit einer Norm zugrunde, den wir unbewußt sofort vornehmen. Diese Norm, oder man kann es auch Standard nennen, basiert auf der alltäglichen Lebenserfahrung. Man hat Tausende von Menschen gesehen und hat darum einfach im Gefühl, wie groß die Durchschnittsfrau ist. Wenn eine bestimmte Frau an dieser gefühlsmäßigen Norm gemessen wird, kommt uns erst der Gedanke: „Die ist aber klein!" Daher verwundert es nicht, wenn japanische Touristen die deutschen Frauen allesamt für groß halten. Sie haben aufgrund ihrer Lebenserfahrung einen anderen Standard, eben die japanische Norm.

Was haben die kleinen oder großen Frauen nun aber mit dem Cholesterin zu tun? Auch bei der Beurteilung des Cholesterinspiegels im Blut muß der Arzt sich an einem Standard orientieren, bevor er zu dem Urteil „normal", „etwas zu hoch" oder „viel zu hoch" gelangt. Doch was ist in der Medizin „normal"?

Bei unseren Alltagsurteilen dient meist der Durchschnitt als Orientierung. Also alles, was bei der Mehrzahl der Bevölkerung zu beobachten ist, gilt als „normal". Aber als „normal" gilt auch, wenn etwas genau so ist, wie es aufgrund der Erfahrung zu erwarten ist. „Normal" ist das schöne Wetter im Sommer, aber völlig „unnormal" ist ein Sonnentag mit 18 °C an Heiligabend.

Ist normal auch gesund?

Was heute „normal" ist, muß dennoch morgen oder in ein paar Jahren nicht auch „normal" sein. Das Körpergewicht ist ein gutes Beispiel dafür, wie sich die Normwerte verändert

haben. Galt noch in den fünfziger Jahren eine kräftige, etwas füllige Gestalt als „normal", fühlt sich in den neunziger Jahren jede Frau zu dick, wenn sie „Normalgewicht" hat. Auch in der Medizin verändern sich die Standards, wenn es neue Forschungsergebnisse gibt.
Unweigerlich stellt sich die Frage, ob wirklich alles das gesund ist, was „normal" ist, also was im Durchschnitt liegt. Das ist – auch im Hinblick auf das Cholesterin – die ganz entscheidende Frage.
Offenbar gibt es eine Reihe von Beobachtungen, die eindeutig beurteilt werden können. Eine Körpertemperatur von 40 °C bedeutet Fieber. Die „normale" Grenze ist überschritten. Gegenmaßnahmen werden eingeleitet. Ein hoher Blutzuckerspiegel, wie bei der Zuckerkrankheit, führt nachweisbar und auch in jedem Einzelfall zu schlimmen Schädigungen. Die Diagnose ist klar: Der Diabetes muß behandelt werden.

Die schwierige Frage nach der Bedeutung
Schwieriger ist eine solche Beurteilung schon beim Körpergewicht oder bei der Körpergröße (und beim Cholesterin ist es noch schwieriger!) Sicher, ein Mann mit 1,92 Meter fällt bestimmt aus der Norm, aber dennoch lassen sich viele hundert ebenso große oder noch größere Männer in der Bundesrepublik aufspüren. Entscheidender als die Frage nach der Durchschnittsgröße ist ganz offensichtlich die Frage: „Was *bedeutet* eine solch extreme Körpergröße?"
Diese „Riesen" könnten grandios Basketball spielen, beim Schuh- und Kleiderkauf müssen sie dagegen lange suchen und oft mehr Geld ausgeben. Sie stoßen sich wahrscheinlich häufiger am Kopf, aber im Fußballstadion haben sie zweifelsfrei den besseren Überblick. Es gibt noch weitere Vor- und Nachteile, doch insgesamt würde kein „normaler" Mensch auf die Idee kommen zu behaupten, solche großen Menschen seien krank, weil sie aus der Norm fallen. Die Körpergröße also hat keinen direkten Bezug zur Gesundheit, auch dann nicht, wenn sie „anormal" ist.

Ist jeder Dicke krank?
Ganz anders verhält es sich beim Körpergewicht. Das ist zwar leicht zu messen, aber seine Bewertung ist sehr schwierig. Ein Mensch, durchschnittlich groß, wiegt 90 Kilogramm. „Der ist aber zu dick", mögen viele denken. Doch welche *Bedeutung* hat dieses Körpergewicht? Ähnlich wie

beim hochaufgeschossenen Menschen gibt es Probleme beim Kleiderkauf, der 90-Kilo-Mensch wird auch nicht als besonders attraktiv gelten, und er wird heftig schnaufen, wenn es bergauf geht. Doch vielleicht genießt er seine Mahlzeiten, fühlt sich ausgeglichen, und sein Arzt bescheinigt ihm aufgrund der Laborwerte eine gute gesundheitliche Verfassung. Das alles kann also nicht dazu führen, diesen wohlbeleibten Zeitgenossen als krank zu bezeichnen. Doch jetzt wird es spannend: Die Wissenschaft beschäftigt sich zumeist nicht mit einem einzelnen Menschen, sondern untersucht große Personengruppen, um allgemeine, mehr grundsätzliche Erkenntnisse zu gewinnen. Der Hobbygärtner pflückt auch nicht nur einen Apfel vom Baum und befürchtet, alle seine Äpfel seien wurmstichig, sobald er eine einzige Made findet. Die Güte seiner Ernte beurteilt er erst dann, wenn er viele Äpfel gepflückt und kontrolliert hat.

Der Einzelfall zählt nicht

Der Mediziner warnt auch nicht alle seine dicken Patienten, wenn er bei einem einzigen übergewichtigen einen sehr hohen Blutdruck festgestellt hat. Wenn aber bei 100 Patienten mit hohem Blutdruck registriert wird, daß 60 von ihnen ein erhöhtes Gewicht haben, wird ein Mediziner nachdenklich. Wenn dann von 100 zuckerkranken Patienten sogar 80 ebenfalls übergewichtig sind, wird er versuchen, diese Zusammenhänge wissenschaftlich zu belegen. Offensichtlich treffen Bluthochdruck oder Zuckerkrankheit (Diabetes mellitus) und Übergewicht in vielen Fällen zusammen. Hohe Cholesterinwerte treten übrigens ebenfalls häufig zusammen mit Übergewicht auf.

Aber allein diese Beobachtung sagt noch nicht viel aus. Wenn jemand Übergewichtige befragt, welches Nahrungsmittel sie in frühester Kindheit bekommen haben, so lautet die Antwort wohl mehrheitlich „Milch". Doch kein vernünftiger Mensch würde darin die Ursache für späteres Übergewicht sehen, denn auch Normalgewichtige würden dieselbe Antwort geben. Diese Betrachtung zeigt, daß noch etwas zu prüfen ist: Erst wenn nämlich an einer *Kontrollgruppe* ein abweichendes Ergebnis festgestellt wird, erst dann kann den beobachteten Zusammenhängen eine Bedeutung beigemessen werden. Eine solche Kontrollgruppe setzt sich zumeist aus gesunden Menschen, zum Beispiel ohne erhöhten Blutdruck, ohne Zuckerkrankheit, ohne erhöhte Cholesterinwerte, zusammen.

In einer solchen gesunden Kontrollgruppe finden sich aber nur 30 % dicke Menschen. In der Diabetikergruppe sind es dagegen 80 % und bei Hochdruckpatienten 60 %. Der Unterschied ist deutlich.

Das Dilemma: keine eindeutigen Beweise

An dieser Stelle sollten wir rasch das Wichtigste zusammenfassen: Es ging darum, ein überdurchschnittlich hohes Gewicht zu *beurteilen*. Wir wissen, daß 80 % der Diabetiker und 60 % der Hochdruckpatienten übergewichtig sind. Wir wissen auch, daß 30 % der kerngesunden Menschen ein überdurchschnittlich hohes Gewicht haben. Schlußfolgerung: Übergewicht kann – aber muß nicht – etwas mit Diabetes und Bluthochdruck zu tun haben. Es ist vertrackt, weil gesunde Menschen dick sein können, ein Teil der Diabetiker nicht übergewichtig ist und auch dünne Menschen an der Zuckerkrankheit leiden können. Nur in großen Patientengruppen und im Vergleich zu gesunden Kontrollpersonen werden unterschiedlich große Prozentanteile deutlich. Aber was heißt das für den einzelnen Menschen, der dick oder dünn ist, Bluthochdruck hat oder auch nicht? Der Mensch ist ja nicht ein Bruchteil eines Prozentsatzes!

Das ist genau das Dilemma der Medizin, und es betrifft auch die Festlegung des Normalwertes für den Cholesterinspiegel. Es gibt in diesem Zusammenhang keine eindeutigen und klaren Tatsachen, die zwangsläufig und grundsätzlich auf jeden Einzelfall zutreffen. Doch das ist im Alltagsleben auch nichts Unbekanntes. Wir müssen nur einmal darüber nachdenken.

Nicht sicher, aber wahrscheinlich

Zu Recht gibt eine besorgte Mutter ihrem Sohn gute Ratschläge mit auf den Spielplatz: „Halt dich gut fest, damit du nicht vom Reck fällst!" Wenn diese Mutter sicher wäre, ihr Sohn fiele vom Reck, dann würde sie ihm das Turnen daran bestimmt ganz verbieten. Andererseits hat gerade Nachbars Kind ein Gipsbein, weil es herunterfiel. Ihr Sohn dagegen hing schon öfter am Reck, ohne daß bis jetzt etwas passiert wäre. Alltagsgeschichten, die aber genau das Dilemma der Medizinforschung widerspiegeln.

Skifahrer kennen „ihr Dilemma" aus Erfahrung. Eines wissen sie ganz sicher: Wenn sie zu Hause bleiben, riskieren sie keinen Skiunfall. Aber wenn es ihnen Spaß macht, durch den Schnee zu fegen, können sie auch heil wieder zu Hause an-

kommen. Doch es gibt Erfahrungswerte, denn einen aus dem großen Bekanntenkreis hat es meist getroffen.
Normalerweise denken wir tagtäglich natürlich auch in diesen *Wahrscheinlichkeiten*. Wenn wir nämlich etwas für wahrscheinlich halten, dann befürchten wir, daß es eintreten wird, obschon wir uns nicht ganz sicher sind. Dagegen hält es jeder Lottospieler zwar für unwahrscheinlich, daß der Hauptgewinn ihm zufallen könnte, aber er hofft dennoch darauf, daß er gewinnt, sonst würde er nicht spielen. Wir lesen in der Zeitung von über 10 000 Unfalltoten im Jahr, steuern aber unser Auto durch den Verkehr, weil wir es für eher unwahrscheinlich halten, in einen schweren Unfall verwickelt zu werden.

Der entscheidende Begriff: Risikofaktor

Unzählige Beispiele lassen sich dafür finden, daß unser Verhalten im Alltag durch solche Wahrscheinlichkeitsüberlegungen geprägt wird. Und nichts anderes macht die Medizin – doch da auf einmal kommt es uns fremd und unnatürlich vor. Vielleicht liegt es daran, daß Wissenschaftler einen Ausdruck geprägt haben, den es in der Umgangssprache nicht gibt, den sie aber ständig im Munde führen: den *Risikofaktor*! Vom richtigen Verständnis dieses Begriffes hängt aber alles ab.
Es ist wahrlich ungewöhnlich, wenn wir Autofahren, Reckturnen und Skifahren generell als Risikofaktor ansehen. Aber daran stört nur der Begriff, denn uns allen ist klar, daß im Auto, am Reck oder auf Skiern mit einer höheren Wahrscheinlichkeit etwas passieren kann, als wenn man zu Hause im Sessel fernsieht. In genau diesem Sinn benutzt die Medizin aber den Begriff Risikofaktor, der den Grad der Wahrscheinlichkeit angibt, einen Unfall zu erleiden.

Unser eigenes Forschungsprojekt

Ein letztes Beispiel, und dann nehmen wir das komplizierte Cholesterinproblem in Angriff. Ein erhöhter Cholesterinspiegel ist nämlich nicht mehr, aber auch nicht weniger als ein Risikofaktor!
Nehmen wir also eine fiktive Untersuchung zum Risikofaktor „Überqueren einer Straße mit Fußgängerampel" vor. Wir stellen uns eine Gruppe von 500 Menschen vor, die die schlechte Angewohnheit haben, die rote Fußgängerampel ständig zu mißachten. Das sind unsere „Rotgänger". Als Kontrollgruppe suchen wir uns 500 Menschen, die sehr

folgsam die Straßenverkehrsordnung beachten, unsere „Grüngänger". Jetzt heißt es abwarten. Nach einem Jahr schließen wir die Untersuchung mit einer Befragung über die Unfallereignisse ab.
Die Ergebnisse sind schnell zusammengetragen. Von unseren 1000 Personen haben 28 in diesem Jahr einen Unfall erlitten. Drei Unfälle passierten im Auto, sieben beim Sport und fünf im Haushalt. Zwei Unfälle blieben ungeklärt. Dreizehn Unfälle entpuppten sich aber als Kollisionen beim Straßenüberqueren, allerdings sechs geschahen davon auf Zebrastreifen ohne Fußgängerampel. Unsere Erkenntnisse zum Risikofaktor bei „Rot-" und „Grüngängern" können sich also nur auf sieben Unfälle stützen. Hier die Gesamtstatistik. Wie beurteilen Sie das Ergebnis?

Unfälle	**Grüngänger**	**Rotgänger**
alle	15	13
Zebrastreifen ohne Ampel	4	2
Fußgängerampel	2	5
sonstige	9	6

Was sagt uns die Statistik?
Alles klar? Natürlich, denn die Statistik zeigt eindeutig, daß von den „Rotgängern" fünf Menschen an einem Ampelüberweg verunglückten, von den „Grüngängern" aber nur zwei. Anders ausgedrückt: Fast 40 % aller Unfälle in der „Rotgängergruppe" geschahen, als die rote Ampel mißachtet wurde. Aber nur 13 % aller Unfälle in der „Grünangergruppe" ereigneten sich bei grüner Ampel. *Wahrscheinlich* ist nach unserer (fiktiven) Untersuchung, daß man knapp 1 % der Menschen, die immer bei Rot die Straße überqueren, vor einem Unfall aufgrund ihres Verhaltens bewahren könnte, wenn man sie zur „grünen" Einsicht brächte.
Jetzt aber muß Ihr kritischer Einwand kommen: Fünf Unfälle bei roter Ampel sind doch wenig, wenn man bedenkt, daß die „Grüngängergruppe" drei *zusätzliche* „sonstige Unfälle" hat und insgesamt um zwei Unfälle mehr in die Statistik einbringt. Sie haben recht. Die Beurteilung ist wirklich schwierig. Vielleicht haben wir bei der Auswahl unserer „Versuchs-

personen" nicht richtig aufgepaßt. Es könnte sein, daß unsere „Grüngänger" zu einem höheren Prozentsatz aus älteren Menschen bestehen, die vorsichtig sind (und sich darum an die grüne Ampel halten), die aber im übrigen zu mehr Unfällen neigen. Unsere „Rotgänger" könnten zum Teil ungeduldige, jüngere Menschen sein, die weniger Unfälle haben, weil sie beweglicher sind. Das alles ist nicht mehr zu klären.

Ergebnis eindeutig, Bewertung unklar

Das Ergebnis steht fest: Das ständige Mißachten roter Fußgängerampeln ist ein *Risikofaktor* im Verkehrsverhalten, der innerhalb eines Jahres die Unfallwahrscheinlichkeit um 3 % ansteigen läßt. Aber auch die „Grüngänger" sind am Ampelübergang nicht frei von jedem Unfallrisiko. Für sie ist die Wahrscheinlichkeit, auf diese Weise zu verunglücken, jedoch um mehr als 50 % geringer.

Vielleicht verstehen Sie jetzt, warum Resultate aus so angelegten Untersuchungen schwierig zu deuten sind. Streit und Disput gibt es immer nur um die Interpretation. Insbesondere wird unterschiedlich bewertet, welche *Bedeutung* man einem erkannten Risikofaktor beimessen muß.

Sicher, 1 % weniger Unfälle bei roter Fußgängerampel klingt nicht viel. Das kann man doch vergessen, verglichen mit dem Aufwand, den es erforderte, die gesamte Nation auf die Beachtung der grünen Ampeln hin zu erziehen. Außerdem, so beweisen die Zahlen doch, kommen von 500 „Rotgängern" 495 (das sind 99 %) auch bei Rot ohne Unfall über die Straße.

Falsch gedacht, sagen die anderen, denn wenn jeder dritte das Ampelrot mißachtet, dann verursacht dies alleine bei 80 Millionen Einwohnern im Jahr mehr als 260 000 Unfälle, die man durch „Ampelerziehung" vermeiden könnte.

Gefahrenrisiko durch Cholesterin

Mit diesem verhältnismäßig einfachen Beispiel haben wir das nötige Rüstzeug, um uns die wissenschaftlichen Untersuchungen und Studien zum Cholesterin einmal näher anzuschauen.

Ahnen Sie jetzt bereits, daß wir uns bei der Bewertung des Cholesterins als Risikofaktor auf glattes Parkett begeben? Es ist nämlich von ganz entscheidender Bedeutung zu wissen, wie *stark* das *Risiko* zum Beispiel für einen Herzinfarkt mit dem Cholesterinspiegel ansteigt.

Unsere „Rotgänger" könnten wir in Gedanken mit Menschen vergleichen, die erhöhte Cholesterinwerte haben. Die „Grüngänger" hätten dann niedrige Werte. Genau wie bei unserem Gedankenspiel mit der Ampel enden auch die Untersuchungen zum Cholesterin. Herz-Kreislauf-Erkrankungen erleiden Menschen in beiden Gruppen. Manche, ebenfalls in beiden Gruppen, sterben an Herzinfarkt, andere bleiben gesund. Es sind die Unterschiede zwischen den Gruppen, auf die es ankommt.

DIE STUDIEN DER WISSENSCHAFT ZUM CHOLESTERIN

Erste Erkenntnisse fanden Wissenschaftler bei einer großen Langzeitstudie, die bereits 1948 gestartet wurde. In der kleinen amerikanischen Stadt Framingham im Bundesstaat Massachusetts untersuchte man zunächst bis 1952 insgesamt über 5 000 Männer und Frauen im Alter zwischen 30 und 65 Jahren. Die Untersuchungen werden bis heute fortgesetzt.

Die norwegische Idee

Neben anderen Faktoren, wie Gewicht, Blutdruck und Rauchen, wurde auch der Cholesterinspiegel im Blut berücksichtigt. Auf diese Idee kamen die Mediziner damals, weil seit 1945 in Norwegen urplötzlich die Todesfälle durch Herzinfarkt drastisch abnahmen. Woran lag das?
Keiner hatte eine schlüssige Erklärung zur Hand. Aber Vermutungen kamen auf, denn in den Kriegsjahren waren bestimmte Fette aus der norwegischen Kost verschwunden, weil man sie zur Produktion von Nitroglyzerin und anderen „kriegstauglichen Substanzen" benötigte. Es war nicht mehr

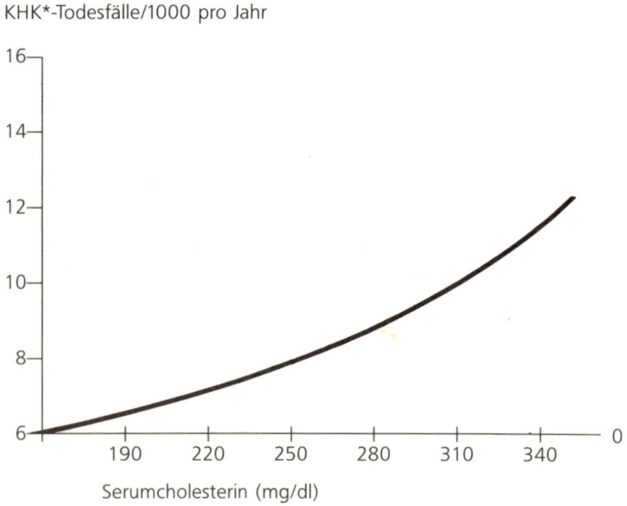

*KHK = Koronare Herzkrankheit = Herz-Kreislauf-Erkrankung

als eine vage Idee, die die Forscher in Framingham aufgrund der norwegischen Beobachtung sozusagen vorsichtshalber den Cholesterinspiegel mitprüfen ließ.

Unterschied bei 100 %

Zehn Jahre gingen ins Land, dann fütterten die Forscher ihre Computer mit den Daten. Die Grafik auf der Seite links zeigt das Ergebnis bei 55- bis 64jährigen Männern in diesem Zeitabschnitt, die an Herz-Kreislauf-Erkrankungen gestorben waren. Pro Jahr und jeweils für 1 000 Männer ist das Todesfallrisiko in Abhängigkeit von den Cholesterinwerten eingetragen.
Diese Grafik läßt klar erkennen, daß Todesfälle aufgrund von Herz-Kreislauf-Erkrankungen mit ansteigendem Cholesterinspiegel zunehmen: Von etwa sechs Todesfällen auf je 1 000 untersuchte Männer in der Gruppe mit sehr niedrigem Cholesterinwert (unter 200 mg/dl) erhöht sich die Zahl auf das Doppelte, das heißt bis hin zu 12 Herz-Kreislauf-Toten je 1 000 in der Gruppe mit Cholesterinwerten deutlich über 300 mg/dl.
Damit wurde die Vermutung, die aufgrund der norwegischen Beobachtungen aufgekommen war, erstmals durch Daten abgesichert. Die Kurve in der Grafik wird mit ansteigendem Cholesterinspiegel immer steiler, das heißt, das Risiko nimmt mit steigenden Cholesterinwerten ungleich mehr zu, wenn es auch keinen bestimmten Punkt gibt, ab dem es sprunghaft steigt.
Später analysierten die Forscher anhand der Daten der Framinghamstudie auch die unterschiedliche Bedeutung des LDL- und des HDL-Cholesterins.

Mr. Fit ist kein Doktor

In Los Angeles, Tecumseh, London, Evans County, aber auch in Deutschland, zum Beispiel in Münster, wurden weitere Studien durchgeführt und ausgewertet. Die größte Untersuchung ist unter dem Namen „Mr. Fit" bekannt geworden. Man könnte denken, daß ein Dr. Fit diese Studie durchgeführt hat, doch weit gefehlt. Die amerikanischen Wissenschaftler haben der Studie einen Namen gegeben, der zu dieser auffälligen Abkürzung führt: Multiple Risk Factor Intervention Trial (eine Studie, die den vielfältigen Einfluß verschiedener Risikofaktoren untersucht).
361 662 Männer im Alter zwischen 35 und 57 Jahren wurden in diese Untersuchung einbezogen, eine gewaltige

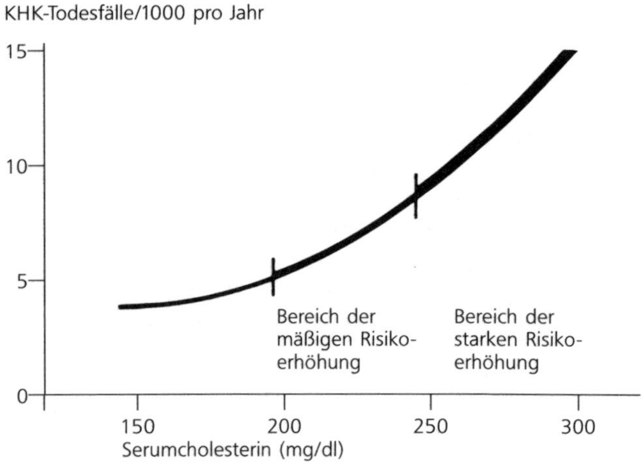

Zahl an Versuchspersonen, bei denen zu Beginn der Studie unter anderem auch der Cholesterinspiegel gemessen wurde. Die Grafik auf Seite 46 belegt den aus der Framinghamstudie schon bekannten Zusammenhang zwischen Cholesterinwerten und den Todesfällen aufgrund von Herz-Kreislauf-Erkrankungen erneut.

Einsatz von Medikamenten

Zwei weitere, ebenfalls großangelegte Untersuchungen analysierten nicht nur die einfache Beziehung zwischen Cholesterinwerten und Todesfällen. Denn solche Befunde klären letztendlich nicht, ob tatsächlich der erhöhte Cholesterinspiegel der Schurke ist oder ob nicht andere Faktoren diesen erhöhten Wert und auf diesem Wege die Krankheit verursachen.

1984 wurden 3 800 Männer im Alter zwischen 35 und 59 Jahren ausgewählt, deren Cholesterinspiegel um die 300 mg/dl lagen. Alle diese Versuchspersonen bekamen eine fettarme Diät, und – was hier entscheidend war – alle bekamen zusätzlich ein Medikament. Das jedenfalls mußten die Versuchspersonen glauben. In Wirklichkeit aber erhielten 50 % nur ein Scheinmedikament, das heißt darin war kein Wirkstoff enthalten. Die anderen 50 % allerdings erhielten eine wirksame Substanz, die den Cholesterinspiegel sinken ließ.

In der mit Diät und Medikament behandelten Gruppe sank der vormals hohe Cholesterinspiegel im Durchschnitt um

19 %. Das heißt, bei einem Startwert von 330 mg/dl gelang eine Senkung in den Bereich von 240 mg/dl.
Das Ergebnis der Studie führte unter den Fettstoffwechselforschern zu der berühmten *Eins-zu-zwei-Formel*: Das Risiko für eine Herz-Kreislauf-Erkrankung wurde um 39 % geringer durch Senkung des Cholesterinspiegels um 19 %. Anders ausgedrückt: Jede Senkung um 1 % vermindert das Erkrankungsrisiko um 2 %.
In Finnland – dort wurde die „Helsinki Heart Study" auch unter Einsatz cholesterinsenkender Medikamente durchgeführt – stellte man weiterhin fest, eine besonders günstige, risikomindernde Wirkung hat das Absinken des Gesamtcholesterins im Blut, wenn dies vor allem durch ein Absinken des LDL-Cholesterins bewirkt wird und das HDL-Cholesterin dabei sogar ansteigt.

HDL + LDL = Gesamtcholesterin
Schnell zur Klärung: Das LDL-Cholesterin und das HDL-Cholesterin zusammen bilden (vereinfacht gesagt) den Wert für das Gesamtcholesterin. Das HDL-Cholesterin (Sie erinnern sich noch an unsere Taxis) sorgt für den zweckmäßigen Abtransport und die unschädliche Verwendung des Cholesterins. Diese gute Wirkung wird auch in all den genannten Studien belegt. Das LDL-Cholesterin dagegen war – sofern es im Gefäßsystem im Überfluß vorhanden ist – eine der wichtigen Ursachen für die Entstehung der Arteriosklerose. Diese schlechte Wirkung beweisen auch die großangelegten Untersuchungen, die die Erhöhung des Risikos für Herz-Kreislauf-Erkrankungen ganz eindeutig mit einem erhöhten LDL-Cholesterinspiegel in Verbindung bringen. Die schon erwähnte deutsche Studie in Münster wies sogar darauf hin, daß tiefe HDL-Werte ganz offensichtlich für ein hohes Herz-Kreislauf-Erkrankungsrisiko verantwortlich zeichnen.
Es lohnt sich kaum, weitere Studien in Einzelheiten vorzustellen. Der Trend ist im Grunde immer gleich. Doch auch bei der Betrachtung der beiden Grafiken in diesem Kapitel bleibt die gestellte Frage immer noch unbeantwortet: Wann eigentlich ist der Cholesterinwert normal, wann ist er so erhöht, daß etwas unternommen werden muß? Genau diese Beurteilung sorgt auch für den Streit unter den Fachleuten. Wir werden uns damit im nächsten Kapitel beschäftigen.

DAS PARADOXON DER VORSORGEMEDIZIN

Eines ist nach allen Studien klar: Werte, die bei 300 Milligramm Cholesterin pro Deziliter Blut oder noch weit darüber liegen, müssen einen wirklich erschrecken. Bei solchen Werten streiten auch Experten nicht mehr, und Ärzte reden nicht lang, sondern starten sofort die Behandlung. Denn die Gefahr, die von solchen Cholesterinmengen im Blut ausgeht, können wir mit dem Risiko vergleichen, das Menschen eingehen, die nicht nur bei Rot, sondern dazu noch betont langsam über die Straße schreiten und sich außerdem noch die Augen zuhalten. Der Unfall ist sozusagen vorprogrammiert.

Jenseits von 300

Da muß einfach etwas passieren, das sagt der gesunde Menschenverstand. Und darum werden Patienten mit so hohen Cholesterinmengen im Blut auch behandelt. Meistens liegt hier auch eine erbliche Veranlagung vor, darum ist in solchen Fällen immer der Arzt mit seinen Therapiemaßnahmen der einzig richtige Gesprächspartner. Wegdiskutieren läßt sich das beträchtliche Risiko „jenseits von 300" nicht, dafür liefert keine einzige Untersuchung Argumente. Aber „jenseits von 300" sind Gott sei Dank nicht viele Menschen, die wir dann besser als Patienten bezeichnen. Doch die „Grenze 300" ist in Wirklichkeit nicht durch einen klaren Grenzwert gekennzeichnet, wie uns die Grafiken schon gezeigt haben. Die Grenzziehung liegt eher in unserem Dezimalsystem. Zwischen 295 und 305 nämlich gibt es keinen gravierenden Unterschied im Risiko.

Streit gibt's erst deutlich unter 300

Streit, heftige Widerworte und bissige Argumente kommen erst in der Diskussion um das Cholesterin in niedrigeren Konzentrationen, nämlich unter 300 mg/dl, auf. Und das ist nach unserem Beispiel Verkehrsstudie auch sehr gut zu verstehen.

Die folgende Grafik zeigt, wie groß der Anteil der Bevölkerung bei den verschiedenen Cholesterinwerten ist. Ganz klar kommt heraus: Die Mehrheit, nämlich etwa 75 %, liegt zum Beispiel bei den 30- bis 39jährigen Männern unter 250 mg/dl, nur 5 % der Männer in diesem Alter hat Werte jenseits von 300. Im Durchschnitt erzielt diese Bevölkerungsgruppe den Wert von 222 mg/dl. Doch das allein erklärt nicht die so leidenschaftliche Diskussion um den „Normalwert", den das eine Lager bei 200 mg/dl oder gar noch tiefer festsetzen möchte, das andere gesteht höhere Werte als „Normalwert" zu. Daraus ersehen wir bereits, daß der Durchschnittswert in der Bevölkerung nicht als „normal" angesehen wird.

Alter (Jahre)	**25-29**	**30-39**	**40-49**	**50-59**	**60-69**
Cholesterin < 200 mg/dl					
Männer	50%	32%	18%	16%	19%
Frauen	51%	44%	27%	7%	7%
Cholesterin 200-249 mg/dl					
Männer	39%	43%	44%	44%	39%
Frauen	36%	41%	49%	36%	27%
Cholesterin 250-299 mg/dl					
Männer	10%	20%	29%	31%	30%
Frauen	10%	13%	18%	37%	46%
Cholesterin ≧ 300 mg/dl					
Männer	1%	5%	9%	9%	12%
Frauen	3%	2%	6%	20%	20%
Cholesterin ≧ 200 mg/dl					
Männer	50%	68%	82%	84%	81%
Frauen	49%	56%	73%	93%	93%

(aus Deutsches Ärzteblatt 87, Heft 17)

< = kleiner als
≧ = größer als oder gleich

Wir müssen zusätzlich wissen, wie sich das Risiko, zum Beispiel für den Herzinfarkt, bei den einzelnen Cholesterinwerten verändert. Diese Beziehung kennen wir bereits aus den dargestellten Studien. Sie soll nochmals kurz in Erinnerung gerufen werden.

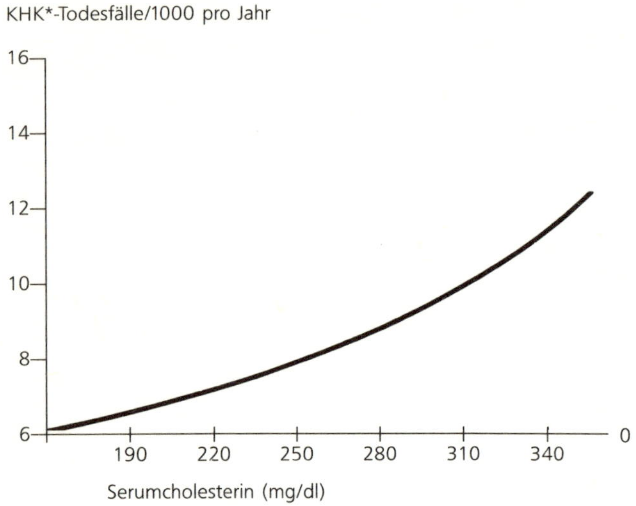

*KHK = Koronare Herzkrankheit = Herz-Kreislauf-Erkrankung

Den Verlauf der Risikokurve haben wir bereits gedeutet: Die geringste Infarktquote liegt bei Cholesterinwerten unter 200 mg/dl. Dann beginnt die Gefahrenkurve zu steigen, immer mehr, immer steiler, bis sich das Risiko schließlich bei 300 mg/dl verdoppelt hat.

Es kommt auf die Risikobereitschaft an

Eine vorläufige Bilanz könnte sein: Um jedes Risiko, das vom Cholesterin ausgeht, auszuschalten, muß mein Blut Werte von unter 200 mg/dl aufweisen! Das ist auch auf den ersten Blick richtig. Genauso konsequent wäre es, nicht Auto zu fahren, nicht zu Fuß zu gehen, keine Leiter zu besteigen, nicht Ski zu laufen und kein Messer zu benutzen, damit man jeglicher Gefahr aus dem Wege geht. Das Risiko für den einzelnen stellt sich aber anders dar als das statistische Risiko für eine ganze Bevölkerungsgruppe. Außerdem muß man natürlich immer fragen, welcher Aufwand nötig ist, um ein Risiko zu vermindern. Versuchen wir einmal, die beiden letzten Schaubilder im Gesamtzusammenhang zu betrachten. Dies zeigt das nächste Bild auf der folgenden Seite. Die eingezeichneten Balken geben jeweils die Häufigkeit des Auftretens der betreffenden Cholesterinwerte in der Bevölkerung an (Angaben in Prozent). Die Kurve zeigt, wie auch schon in der obenstehenden Grafik, die KHK-Todesfälle/1000 pro Jahr an.

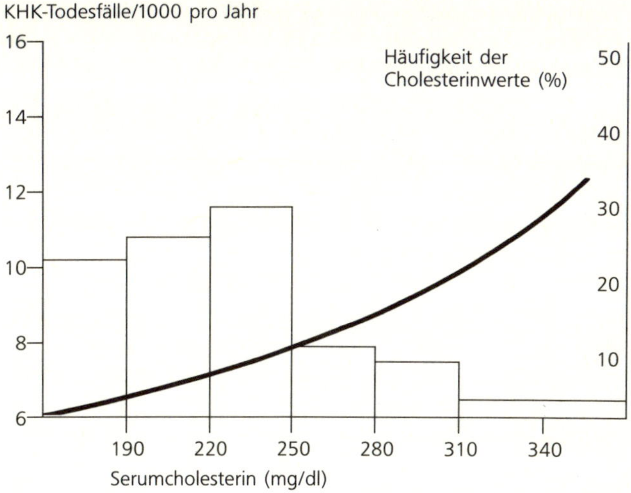

Sehr hohe Cholesterinwerte findet man nur bei wenigen Menschen, hohe Werte haben schon etwas mehr, leicht hohe (wenn wir einmal Werte um 250 mg/dl als „leicht erhöht“ betrachten) haben viele Menschen, und etwas erhöhte Werte (so zwischen 200 und 250 mg/dl) können sehr viele Menschen aufweisen. Unter 200 sind wieder weniger zu finden.
Diese Betrachtung zeigt eindeutig, daß sich zahlenmäßig viel mehr Herzinfarkte verhüten lassen, wenn man die riesige Menschenmenge mit Cholesterinwerten von etwas über 200 mg/dl bis hin zu 250 mg/dl auf den Wert von 200 trimmt. Die „Infarktverhütungsquote“ ist dann weitaus größer, als wenn man sich nur auf die Hochrisikopatienten mit Werten von weit über 300 mg/dl konzentrierte.

Je höher das Risiko, um so weniger trifft es

Ganz einfach: Könnte man die Infarkte bei allen Männern verhindern, die bei über 300 mg/dl liegen, dann beträfe dies genau höchstens 5 % der Männer im vierten Lebensjahrzehnt – einfach deshalb, weil es mehr Männer in diesem Alter mit diesen hohen Werten überhaupt nicht gibt!
Aber: da das statistische Durchschnittsrisiko der Menschen mit Werten zwischen 200 und 250 mg/dl erhöht ist, müssen sich Millionen die Cholesterinsenkungsstrategie aufbürden, obwohl das Einzelrisiko vergleichsweise gering ist.

Viele wären auch ohne solche Maßnahmen nicht am Herzinfarkt gestorben, zumindest nicht aufgrund ihres erhöhten Cholesterinspiegels.
Das ist das *Präventionsparadoxon*, wie die Experten es nennen. Paradox bei der Vorsorgemedizin ist nämlich, daß viele Menschen – so gesehen „völlig überflüssig" – eine strenge Therapie einhalten müssen, damit vergleichsweise wenigen damit tatsächlich geholfen wird, sie wirklich vor dem Herzinfarkt bewahrt werden.
Eindeutig ist, daß ein generelles Autoverbot Autounfälle verhindert. Doch mit einer solchen Maßnahme wird Millionen Autofahrern das Autofahren verboten, obwohl sie sowieso keinen Unfall verursacht hätten. Allerdings können dann auch die keinen Unfall mehr bauen, die einen „Crash" verursacht *hätten*.

Nutzen für die Bevölkerung

Der Wissenschaftler G. ROSE formuliert diesen Zusammenhang so: „Eine präventionsmedizinische Maßnahme, welche für den einzelnen oft nur von geringem Nutzen ist, kann für die Bevölkerung einen großen Gewinn bringen."
Damit sind wir beim Kernpunkt, um den gestritten wird. Aber Sie selbst konnten sich bereits Ihr eigenes Urteil bilden. Klar ist geworden: Wenn alle Deutschen ihren Cholesterinspiegel auf unter 200 mg/dl senken, dann müssen etwa 70 % aller Bundesbürger ihr Verhalten ändern. Damit werden Herzinfarkte vermieden, und die bundesdeutsche Statistik sieht anschließend besser aus. Natürlich gibt es weiterhin Herzinfarkte, doch es werden zweifelsfrei weniger. Man hat dann – im Sinne von G. ROSE – etwas für die Bevölkerung getan.
Klar ist jedoch auch geworden: Wenn 70 % aller Bundesbürger sich um einen solchen Cholesterinspiegel (unter 200 mg/dl) bemühen, dann betreibt die Mehrheit dieser Menschen dieses Unterfangen umsonst, denn bei ihren Werten, leicht über 200 mg/dl, hätte es sie sowieso nicht getroffen. Das Risiko für den Einzelmenschen ist vergleichsweise gering.

Wen trifft es?

Auf diese Frage findet auch die Wissenschaft keine Antwort. Quintessenz: Wer *alle* Risiken ausschalten will, die vom Cholesterin ausgehen können, der muß 200 mg/dl unterschreiten. Wer sich ein geringes Risiko zubilligt, der

kann mit einem etwas höheren Wert leben. Schließlich akzeptieren viele Menschen in ihrem Leben solch erhöhte Risiken, die durch Freizeit- und Sportaktivitäten, Autofahren oder auch berufsbedingt entstehen.
Zur Orientierung hier eine Tabelle mit „Normwerten", die Sie zu Ihrer eigenen Entscheidung nutzen können.

Normwerte für Blutfette	
Gesamtcholesterin	< 200 mg/dl
HDL-Cholesterin	> 35 mg/dl
LDL-Cholesterin	< 135 mg/dl
Triglyzeride	< 200 mg/dl

Bis jetzt stand das Cholesterin in unseren Ausführungen als Risikofaktor für Herz-Kreislauf-Erkrankungen im Vordergrund. Aber diese Betrachtung ist etwas einäugig, sie muß erweitert werden, weil es auch andere Risikofaktoren gibt, die einen ähnlichen Zusammenhang mit Herz-Kreislauf-Erkrankungen aufweisen und zu Risikosteigerungen führen, wenn sie aufeinandertreffen.

DIE ANDEREN RISIKOFAKTOREN

Die Herz-Kreislauf-Erkrankungen, die bei unserer Betrachtung im Mittelpunkt stehen, basieren auf der Arteriosklerose. Die wiederum – so zeigten auch die internationalen wissenschaftlichen Studien – wird unter anderem durch erhöhte Blutfette, durch das Cholesterin, gefördert.

Der hohe Blutdruck

Aber es gibt noch eine Reihe anderer Faktoren, die man nicht vergessen darf. So muß Bluthochdruck als ganz wichtiger Risikofaktor für die Entstehung der Arteriosklerose angesehen werden. Der hohe Blutdruck ist der Schrittmacher für den Schlaganfall, während sich der zu hohe Cholesterinspiegel häufiger für den Herzinfarkt verantwortlich machen läßt. So wie zuviel Nahrungsfett in der täglichen Kost mit vermehrten Blutfetten in Beziehung steht, so kann auch das Salz im Essen den Bluthochdruck fördern. Wieder einmal ist falsche Ernährung die Basis für die Entwicklung von Risikofaktoren.

Die Weltgesundheitsorganisation hat sich zum Blutdruck ganz klar geäußert: Eindeutig zu hoch ist, wenn der untere Wert 95 mmHg oder der obere Wert 160 mmHg übersteigt. Gut dran ist jeder, der „unten" keine 90 mmHg und „oben" keine 140 mmHg erreicht. Sie wissen noch, daß diese beiden Werte, die einmal auf dem Höhepunkt der Druckwelle und einmal auf dem Tiefpunkt der Druckwelle gemessen werden, wichtig sind (siehe auch Seite 23).

Zuviel schlemmen

Zwei weitere Faktoren, die als Schrittmacher für die Arteriosklerose bekannt sind, haben ebenfalls etwas mit Essen und Trinken zu tun: Es sind der Alkohol und das Übergewicht. Dabei kann (muß aber nicht im Einzelfall) Alkohol insbesondere den Triglyzeridspiegel steigen lassen. Hier liegt der Grenzwert ebenfalls bei 200 mg/dl.

Übergewicht kann Bluthochdruck fördern und ist über diesen Umweg, aber auch in direkter Weise ein Risikofaktor für die Arteriosklerose. Ein bestimmter Wert für riskantes Übergewicht ist nicht leicht anzugeben. Zwar wird das sogenannte „Normalgewicht" nach einer einfachen Faustformel festgelegt: *Körpergröße minus 100, das ist das Normalge-*

wicht in Kilogramm. Doch wer ein paar Kilo mehr wiegt, muß noch kein riskantes Übergewicht haben.
Ob das Gewicht bereits ein begleitender Risikofaktor ist, hängt von den anderen Befunden ab. Jedoch gilt: Bluthochdruck, erhöhte Cholesterinwerte und auch ein erhöhter Blutzuckerspiegel lassen sich bei leichtem Übergewicht häufig senken, wenn dieses reduziert wird.
Übergewicht an sich gilt dann als eigenständiger Risikofaktor, wenn das Normalgewicht um mindestens 20 % überschritten wird.

„Ich rauche gern!" – Werbeslogan hinterfragt
Schließlich muß noch ein bedeutender Risikofaktor angesprochen werden, der allerdings bereits hinreichend bekannt ist: Das ist das Rauchen! Es ist – was weniger bekannt ist – nicht nur der Lungenkrebs, der das Raucherleben verkürzt, sondern es sind auch die Arteriosklerose und der Herzinfarkt. Rauchen senkt eindeutig das (positive) HDL-Cholesterin im Blut. Die schädlichen Substanzen im Rauch führen zu Miniverletzungen an der Arterienwand und fördern so die Ablagerungen.
Unwillkürlich denkt man nun an den Satz, daß *alles, was Spaß macht, verboten, unmoralisch oder ungesund ist.* Diese Volksweisheit wird durch viele große internationale Studien – zumindest was das Gesundheitsrisiko angeht – immer wieder belegt.

Gefahr mit Explosionsrisiko
Aber es sind aus den Studienergebnissen auch Faktoren abzulesen, die ein bißchen trösten. Ein einzelner Risikofaktor aus der inzwischen langen Liste ist vergleichsweise „erträglich", weil die Gefahr eines „Gesundheitsunfalls" im Einzelfall durch einen einzigen Risikofaktor zwar ansteigt, aber nicht sofort hochspringt. Die Gefahr liegt in der Kombination von zwei, drei oder gar noch mehr Risikofaktoren. Jede zusätzliche Komponente führt zu einer unverhältnismäßig starken Zunahme des Risikos. Der übergewichtige Hochdruckpatient mit erhöhtem LDL-Cholesterin, der Kettenraucher ist und zudem deftig-fette Mahlzeiten mit alkoholischen Getränken „genießt", dieser Mensch hat seinen Gesundheitsunfall geradezu vorprogrammiert. Sein Risiko hat sich durch die Kombination einzelner Risikofaktoren nicht nur verdoppelt oder verdreifacht, sondern es hat sich um ein Vielfaches gesteigert.

Selbst schuld, mag jetzt mancher denken. Und dieser Gedanke ist auch richtig, denn für die bisher beschriebenen Risikofaktoren ist der Mensch zu einem gewissen Teil selbst verantwortlich. Aber es gibt auch andere, die man selbst nicht grundsätzlich beeinflussen kann.

Was man ererbt hat von Vater oder Mutter

Keiner kann etwas dafür, als Frau oder als Mann geboren zu sein. Statistisch gesehen haben Frauen ein längeres Leben – rund sechs Jahre sind es mehr, die ihnen das Statistische Bundesamt in Wiesbaden 1988 zugestand. Herzinfarkte in jüngeren Jahren sind typisch männlich, dagegen treffen Schlaganfälle beide Geschlechter in gleichem Maße. Doch diese Beobachtung hilft der einzelnen Frau und dem einzelnen Mann auch nicht weiter.

Keiner kann etwas für seine Eltern. Doch klar ist, daß die Veranlagung, Risikofaktoren in all ihren Ausprägungen zu entwickeln, erblich festgelegt ist. Noch kann die Medizin den genetischen Code nicht lesen, der schon in der ersten Lebenshälfte Hinweise geben würde, wie groß die Gefahr für die Entwicklung bestimmter Risikofaktoren ist. Das wird vielleicht in der Zukunft möglich sein. Zwischenzeitlich behilft man sich, indem man seine Eltern, ihre Krankheiten und ihr Leben betrachtet. Bluthochdruck, Zuckerkrankheit, Herzinfarkt, Schlaganfall – und das noch in jungen Jahren – sind Hinweise auf eine mögliche erbliche *Disposition*.

Das Wort Disposition sollte noch erklärt werden. Es bedeutet nicht, wie bei den relativ seltenen Erbkrankheiten, daß die Krankheit zwangsläufig auftreten muß. Anders als auch bei den vererbten blauen Augen, die biologisch fest programmiert sind, heißt Disposition: Es ist eine gewisse Veranlagung vorhanden, die aber erst zum Tragen kommt, wenn sie durch Umweltbedingungen – dazu zählt an erster Stelle die Ernährung – gefördert wird.

Manche Menschen sind besser dran

Andererseits heißt dies auch, daß Menschen ohne jede solche Disposition für Risikofaktoren ein wenig unachtsamer essen und trinken können. Ihr Körper duldet mehr, weil er Stoffwechselmechanismen besitzt, die belastbarer sind. Doch wer weiß heute schon, wie es um die eigenen „Dispositionen" bestellt ist?

Abwarten, bis sich Risikofaktoren im Labor der modernen Medizin nachweisen lassen, ist sicherlich eine riskante Strategie. Erstens hat man sich dann an eine bestimmte Ernährungsweise gewöhnt, und jede Umstellung fällt schwer, zweitens ist es immer schwieriger, einen hohen Laborwert zu senken als ihn von vorneherein unten zu halten.

Nützlichkeitsfaktoren
Übrigens, zwei Punkte haben wir bisher vergessen. Für den Ausklang dieses Kapitels sind sie aber geeignet, weil sie erfreulicherweise keinen Risikofaktor betreffen, sondern das Gegenteil sind: *Nützlichkeitsfaktoren*! Regelmäßige körperliche Aktivität, die lange nicht in Sport oder gar Leistungssport ausarten muß, läßt das HDL-Cholesterin leicht ansteigen. Wie schön! Und auch die richtige Ernährung – denken Sie an die mehrfach ungesättigten Fettsäuren – wirkt sich positiv auf den LDL-Spiegel aus.
Falschmeldung: Ein bißchen Alkohol wirkt auch positiv auf das HDL-Cholesterin, so hieß es bislang. Schade, die Wissenschaft gönnt uns leider dieses „bißchen Alkohol" nicht mehr. Man hatte ihn als Nützlichkeitsfaktor verkannt, denn durch das Gläschen Wein am Tag vermehrt sich zwar eine gewisse Untergruppe des HDL-Cholesterins, doch sie weist leider keine schützende Wirkung auf wie das eigentliche HDL-Cholesterin.
Die Epidemiologen suchen so intensiv nur nach Risikofaktoren. Wie ständen wir heute da, wenn diese Wissenschaftler von vornherein verstärkt nach Nützlichkeitsfaktoren gefahndet hätten? So bleiben also wirklich nur die aktive Bewegung und die richtige Ernährung, die auf der Nutzenseite verbucht werden können.

PRAKTISCHE KONSEQUENZEN

Jetzt sind Sie über die wesentlichen Hintergründe der Risikofaktoren informiert. Sie haben die Grundzüge kennengelernt, wie die Wissenschaft zu ihren Erkenntnissen und Bewertungen kommt, und das Cholesterinproblem ist klarer geworden.
Doch schließlich muß noch die Frage beantwortet werden: Was können oder müssen Sie tun? Dieses Büchlein will sie anders stellen: *Was will oder muß ich tun?* Denn Sie selbst sind es, die über sich zu entscheiden haben. Unsere Informationen sollen Sie dazu befähigen, diese Entscheidung selbst für sich treffen zu können.
Erkannt haben wir, daß der Blick allein auf den Cholesterinspiegel eine wahrlich einseitige Sichtweise ist. Wir müssen also zu einer ganzheitlichen Betrachtung des möglichen Risikoprofils übergehen, also Blutdruck, Cholesterin, Triglyzeride und Gewicht, aber auch Rauchen, Bewegung und Ernährung. Um Ihnen die Erarbeitung Ihres eigenen Risikoprofils zu erleichtern, stellen wir Ihnen hier eine persönliche Checkliste zusammen.

Haben Sie Übergewicht?
Berechnen Sie Ihr Normalgewicht, indem Sie von Ihrer Körpergröße die Zahl 100 abziehen. Das Ergebnis ist Ihr Normalgewicht in Kilogramm. Wenn Ihr tatsächliches Gewicht mehr als 10 % darüberliegt, haben Sie leichtes Übergewicht. Liegt es mehr als 20 % darüber, dann sollten Sie auf jeden Fall abnehmen. Kreuzen Sie bitte an:

Ich habe Normalgewicht:	ja ☐	nein ☐
Ich habe leichtes Übergewicht:	ja ☐	nein ☐
Ich habe Übergewicht und müßte unbedingt abnehmen:	ja ☐	nein ☐

Zur Gewichtsabnahme empfehle ich Ihnen die „PFUNDS-KUR", ein Büchlein aus dem FALKEN Verlag in derselben Reihe und vom selben Autor wie dieses Buch über das Cholesterin. Es wird bei dieser Kur ein Trainingsprogramm zur Gewichtsabnahme in zwölf Wochenschritten angeboten. Außerdem kann Ihnen „Der Pudel-Plan zum Wunschgewicht", ein Baukastensystem mit vielen leckeren Rezepten, die Gewichtsabnahme erleichtern. Auch dieses Buch erschien im FALKEN Verlag.

Rauchen Sie regelmäßig Zigaretten?

ja ☐ nein ☐

Rauchen ist ein bedeutsamer Risikofaktor. Es kommt auf Ihre Entscheidung an, diesen Risikofaktor auszuschalten.

Sind Sie körperlich aktiv?
Machen Sie täglich mindestens 20 Minuten lang aktive Bewegung?

ja ☐ nein ☐

Wandern, intensiv spazierengehen, laufen, radfahren, schwimmen, es gibt viele Möglichkeiten, sich zu bewegen. 20 Minuten pro Tag (allerdings in einem Stück) sind eine gute Grundlage für eine bessere Kondition. Nutzen Sie diesen Nützlichkeitsfaktor Ihrer Figur und dem Herzen zuliebe.

Essen Sie gesund und ausgewogen?
Das ist schwer zu beurteilen. Doch dabei hilft uns der Eßtest, den Sie auf Seite 14 ausgefüllt haben. Zählen Sie nun alle in die ganz rechten Kästchen übertragenen Ziffern zusammen. Welche Summenzahl erreichen Sie?

Bitte hier eintragen ☐ ☐ ☐

Liegen Sie über 150? Ein traumhaftes Ergebnis! Aber auch wenn Sie über 130 liegen, dann dürfen Sie sich gehörig auf die Schulter klopfen. Sie sind gut, weil Sie ausgewogen essen!
Wenn Sie unter 130 Punkten liegen, dann schauen Sie sich doch jene Lebensmittel einmal an, die nur einen oder zwei Punkte liefern. Sie erkennen dann an den Punkten in den Kästchen, ob Sie davon mehr oder weniger essen sollten, um Ihre Ernährungsgewohnheiten zu verbessern. Nutzen Sie die Chance, die eine Ernährungsumstellung bietet.

Ihr Urteil nach dem Test:

Meine Ernährung ist in Ordnung? ja ☐ nein ☐

Jetzt kommen wir zu den Laborwerten, die Ihnen Ihr Hausarzt nennt

Blutdruck

Der Blutdruck liegt bereits im Grenzbereich, wenn der obere Wert zwischen 140 und 160 mmHg oder der untere Wert zwischen 90 und 95 mmHg liegt.
Bluthochdruck besteht, wenn der obere Wert 160 mmHg oder der untere Wert 95 mmHg übersteigt. Das wurde von der Weltgesundheitsorganisation festgelegt. Maßnahmen, die in Ihrer Hand liegen, um positiv auf den Bluthochdruck einzuwirken: Normalisieren Sie Ihr Gewicht, verwenden Sie Kochsalz sparsam, und hören Sie mit dem Rauchen auf.

Triglyzeridspiegel

Der Triglyzeridspiegel sollte unterhalb von 200 mg/dl liegen. Werte von 300 mg/dl oder noch höher gelten als Risikofaktor. Die Triglyzeride können insbesondere durch Alkohol kräftig ansteigen. Auch die sparsame Verwendung von Fett kann helfen. Einen positiven Einfluß haben die bereits genannten Fischöle (bekannt unter dem Namen Omega-3-Fettsäuren). Sie wirken senkend auf die Triglyzeride ein. Besonders effektvoll kann man gegen einen erhöhten Triglyzeridspiegel durch Gewichtsnormalisierung ankämpfen.

Cholesterinspiegel

Liegt Ihr Gesamtcholesterin über 200 mg/dl, aber unter 250 mg/dl?

ja ☐ nein ☐

Wenn ja, dann sollten Sie auch wissen, wie es um Ihr HDL- und LDL-Cholesterin steht, denn gerade in diesem Bereich kommt es darauf an, ob der LDL-Cholesterin-Wert erhöht oder der HDL-Cholesterin-Wert zu niedrig ist. Erst diese Situation bedeutet innerhalb des Gesamtcholesterins einen Risikofaktor.
Gut ist, wenn der HDL-Cholesterinspiegel über 35 mg/dl (bei Männern) und über 40 mg/dl (bei Frauen) liegt!
Sehr gut ist, wenn der LDL-Cholesterinspiegel unter einem Wert von 135 mg/dl liegt!
In diesem Bereich zwischen 200 und 250 mg Cholesterin/dl kommt es entscheidend darauf an, ob Ihr Risikoprofil noch andere Schwachstellen aufweist. Sie sollten dann

selbst entscheiden, was Sie unternehmen wollen und können. Wir sprachen im Kapitel „Die anderen Risikofaktoren" bereits darüber.
Liegt Ihr Gesamtcholesterin auf über 250 mg/dl?

ja ☐ nein ☐

Wenn ja, dann ist ein Gespräch mit Ihrem Arzt zu empfehlen, der Ihre gesamte gesundheitliche Situation beurteilen kann. Neben den anderen Risikofaktoren kommt es dabei auch auf Ihr Alter und Ihre genetische Veranlagung an.
Bei erhöhtem Cholesterinspiegel haben Sie folgende Maßnahmen selbst in der Hand:

1. Gewichtsabnahme (kann wahre Wunder bewirken!)
2. Fettverzehr soweit verringern, daß nur noch 30 % aller Kalorien aus Fett stammen (siehe dazu auch Seite 12). Dafür verstärkt den Appetit auf kohlenhydratreiche Lebensmittel lenken, wie Gemüse, Brot, Kartoffeln, Obst, Salat.
3. Bewegung jeden Tag mindestens 20 Minuten lang.
4. Wenn Sie schon zu Fett greifen, dann möglichst Fette mit vielen gesättigten Fettsäuren (zumeist in tierischen Lebensmitteln) meiden und lieber die bevorzugen, die verstärkt einfach oder mehrfach ungesättigte Fettsäuren enthalten. Diese sind zumeist in pflanzlichen Lebensmitteln enthalten (Achtung Ausnahme: Palmöl und Kokosfette – sie sind sehr reich an gesättigten Fettsäuren).
5. Nicht übertrieben viel Cholesterin direkt mit der Nahrung aufnehmen. 300 Milligramm Cholesterin pro Tag gelten als obere Grenze. Diese Menge ist aber bereits mit einem Hühnerei gegeben.

Die Reihenfolge dieser Aufzählung entspricht auch der Wichtigkeit der Maßnahmen. Sie sehen, das Cholesterin im Essen ist ein Punkt, auf den es sich zu achten lohnt, doch viel wichtiger, weil effektiver zur Normalisierung des Cholesterinspiegels sind die anderen Maßnahmen, die zuvor genannt wurden.

TIPS FÜR DEN ALLTAG

Wie ein roter Faden zieht sich die Ernährung durch unsere Betrachtungen über die Risikofaktoren. Ein unübersehbares Resultat von Essen und Trinken, das Körpergewicht, spielt eine besonders wichtige und riskante Rolle, wenn es sich im Bereich des Übergewichts bewegt. Doch die große Chance, Lebensqualität und Gesundheit zu bessern, besteht in: vollwertiger Ernährung und Gewichtsnormalisierung. Beides hängt natürlich eng zusammen – und beide Faktoren schließlich kreisen im wesentlichen um das Fett im Essen.
Es ist nahezu unmöglich, übergewichtig zu werden, wenn man schwerpunktmäßig Gemüse, Kartoffeln, Getreideprodukte, Obst und Salate ißt. Vorausgesetzt, man hebt durch eine großzügige Fettzugabe den Vorteil nicht wieder auf, den diese Produkte von Natur aus bieten.

Fett ist Kalorienkönig
Rechnen Sie einmal selbst nach: In Deutschland, so sagt die Statistik, ißt jeder Mensch im Durchschnitt jeden Tag etwa 140 Gramm Fett. Da Fett aber mit Abstand der *Kalorienkönig* ist und ein einziges Gramm Fett bereits neun Kilokalorien liefert, sind das Tag für Tag über 1 200 Fettkilokalorien. Auf der Waage nur 140 Gramm – im Körper 1 200 Kilokalorien. Das ist für die meisten Menschen bereits die Hälfte aller Kalorien, die tatsächlich verbraucht werden. So entsteht leicht ein Überschuß, der Grundstein fürs Übergewicht ist gelegt.
Der Vorschlag der Deutschen Gesellschaft für Ernährung heißt: Nur 30 % aller Kalorien sollten aus Fett stammen. 30 % von 2 500 Kilokalorien, die man am Tag konsumiert, sind aber dann nur gut 700 Fettkilokalorien. Geteilt durch neun (1 Gramm Fett hat neun Kilokalorien!) ergibt das 70 bis 80 Gramm. Das ist die ideale Fettmenge, die auch Sie sich als Zielgröße setzen sollten!
Natürlich muß die Lücke, die durch den sparsamen Umgang mit Fett in Ihrem Kalorienbudget entsteht, gefüllt werden. Da bieten sich die Kohlenhydrate an, die insbesondere von pflanzlichen Produkten stammen. Und plötzlich können Sie mengenmäßig viel mehr essen als bisher. Warum? Wenn Sie 60 Gramm Fett am Tag sparen (das sind 500 Kilo-

kalorien), können Sie zum Ausgleich zum Beispiel eine Riesenportion Blumenkohl, Pellkartoffeln, Brot, Obst und Salat mit einem Gesamtgewicht von ungefähr einem Kilogramm essen.

Fett gegen Kohlenhydrate tauschen

Jetzt werden die entscheidenden Vorteile dieses Tausches *Fett gegen Kohlenhydrate* sichtbar: mehr Menge, das heißt besseres Sättigungsgefühl; weniger Fett, das heißt positive Wirkung auf die Blutfette; mehr Kohlenhydrate, das heißt auch mehr Ballaststoffe und damit weniger Verdauungsprobleme. Und schließlich: mehr kohlenhydratreiche statt fettreiche Lebensmittel, das bringt auch erheblich mehr Vitamine und Mineralstoffe für körperliches und seelisches Wohlbefinden. Eine Bilanz, die sich sehen lassen kann.

Es dreht sich alles ums Fett. Die Sachlage ist klar, doch so einfach ist es in der Praxis leider doch nicht. Fett hat nämlich die Eigenschaft, sich unsichtbar in viele Lebensmittel hineinzumogeln, so daß es mit bloßem Auge nicht zu entdecken ist. Die einzigen Fette, die sich uns sichtbar vorstellen, sind das Streichfett auf dem Brot und die Bratfette. Doch die Streichfette machen kaum ein Fünftel des Gesamtfettverzehrs aus.

Dr. Helmut Oberritter, der wissenschaftliche Leiter der Deutschen Gesellschaft für Ernährung, hat in derselben Reihe, in der auch dieses Cholesterinbuch erschienen ist, eine Lebensmitteltabelle mit Angaben zum Gesamtfettgehalt der einzelnen Nahrungsmittel und zur Art der in ihnen enthaltenen Fettsäuren herausgebracht. Wenn Sie einige Tage lang mit dieser Lebensmitteltabelle einkaufen gehen und sich einige Zahlen daraus einprägen, dann wird es ganz leicht für Sie sein, mit geschultem Blick die richtigen Lebensmittel auszuwählen.

Faustregeln

Faustregel 1: Mit pflanzlichen Produkten liegen Sie immer richtig (Ausnahme: Palmöl und Kokosfett!). Zum Kochen und Braten sollten Sie in Ihrer Küche ein gutes Keimöl verwenden; für Salate – je nach Geschmack – Olivenöl, Distelöl oder die besonders wertvollen kaltgepreßten Öle. So nehmen Sie auch automatisch die empfohlenen mehrfach ungesättigten Fettsäuren auf. Trotzdem gilt natürlich auch hier: sparsame Verwendung.

Faustregel 2: Schulen Sie Ihr Auge für den richtigen Brotbelag. Unser kleiner Spezialtip: Stellen Sie Ihre Brotschneidemaschine etwas weiter, damit Ihre Brotscheiben wieder dicker werden, denn das heißt bereits mehr Kohlenhydrate. Auf Wurst und Käse muß nicht verzichtet werden, doch lohnt es sich, gerade hier auf den Fettgehalt zu achten. Schinken (ohne Fettrand), Corned beef und Geflügelaufschnitt sind sehr zu empfehlen.
Inzwischen gibt es eine Reihe wohlschmeckender Wurstsorten, sogar Leberwurst und Salami, die weniger Speck, dafür aber mehr mageres Fleisch enthalten. Studieren Sie die Angaben auf der Packung, oder fragen Sie Ihren Metzger nach solchen „modernen" Angeboten. Beim Käse ist der Fettgehalt immer schon angegeben, allerdings mit dem Zusatz „i.Tr.", zu deutsch „in der Trockenmasse". Da Käse, je nach Sorte, 35 bis etwa 80 % Wasser enthält, ist der tatsächliche Fettgehalt also geringer als für die Trockenmasse angegeben. Ein Camembert mit 50 % Fett i. Tr. besteht zum Beispiel nur zu einem Viertel aus Fett, da etwa die Hälfte des Käses Wasser ist. Trotzdem ist Käse mit 40, 50 oder gar 60 % Fett i.Tr. nicht zu bevorzugen. Mit Käsesorten unter 30 % Fett i.Tr. liegen Sie also immer richtig!
Das Angebot an Milchprodukten, die im Fettgehalt reduziert sind, ist inzwischen so groß, daß die Auswahl nicht schwerfällt. Schauen Sie auf die Packung, dort finden Sie die entsprechenden Angaben über den Fettgehalt. Verzichten Sie keinesfalls auf Milch und Milchprodukte, denn bei aller Diskussion um das Fett muß auch an das Kalzium gedacht werden. Ein Gramm Kalzium pro Tag wird benötigt, unter anderem um die Knochenfestigkeit zu garantieren. Diese Menge Kalzium kann man unmöglich aufnehmen, wenn man auf alle Milchprodukte verzichtet.

Faustregel 3: Magerfische, wie Kabeljau, Rotbarsch und Seelachs, aber auch fettere Kaltwasserfische wie Hering, Makrele, Thunfisch und Lachs sollten Sie sich schmecken lassen. Die erste Gruppe ist fettarm und dient der ausreichenden Versorgung mit Jod. Die zweite Frischgruppe liefert das spezielle Fischöl, das Sie bereits unter dem Namen Omega-3-Fischöl kennengelernt haben.
Fisch ist gedünstet sehr lecker und sehr gesund. Das Panieren ist leider immer noch weit verbreitet, doch dabei saugt sich unkontrolliert das Bratfett im Paniermantel fest, und damit entfällt der Vorteil, den der fettarme Fisch bietet.

Faustregel 4: Fleisch ist zum Sattessen zu schade! Es liefert wertvolle Nährstoffe (wie das wichtige Eisen), muß aber nicht in Riesenportionen verzehrt werden. Als feine geschmackliche Bereicherung des Menüs eignen sich magere Sorten, wie Rind- und Kalbfleisch, Pute und Hähnchen. Bei erhöhtem Cholesterinspiegel haben Innereien (Leber, Zunge, Hirn, Nieren) keine Berechtigung, auf dem Speiseplan zu stehen. Aber der Verzicht wird Ihnen hoffentlich nicht so schwerfallen.

Faustregel 5: Es gibt ein paar Lebensmittel und Speisen, von denen Sie lieber ganz Abschied nehmen sollten – Pommes frites aus der Friteuse zum Beispiel. Zumeist wird hier das harte Fett der Palmfrüchte oder der Kokosnuß verwendet. Das eben hat sie in sich, die gesättigten Fettsäuren. Auch so reine Fettbomben, wie Mayonnaise, Mousse au chocolat, Buttercreme- oder Sahnetorten sollten sie eher „links liegen lassen".

Butter oder Margarine?
Mit diesen Leitlinien können Sie sich bereits sehr zielsicher in der Lebensmittellandschaft orientieren. Bleiben schließlich noch die Spezialfragen, die im Zusammenhang mit dem Cholesterin immer wieder aufkommen: Butter oder Margarine? Wie steht es mit dem Frühstücksei?
Zunächst: Sie müssen sich nicht die Butter vom Brot nehmen lassen, wenn Sie ein Butterfan sind. Butter ist leicht verdaulich, aber auch – daher die Diskussionen – verhältnismäßig reich an gesättigten Fettsäuren und an Cholesterin. 25 Gramm Butter haben 15 Gramm gesättigte Fettsäuren und 60 Milligramm Cholesterin. In den 300 Milligramm Cholesterin, die am Tag nicht überschritten werden sollten, lassen sich die 60 Milligramm, die in 25 Gramm Butter enthalten sind, leicht unterbringen. Auch die 15 Gramm gesättigte Fettsäuren „passen" nach der Drittelregel (Seite 21) in die Tagesmenge. Schließlich können Sie mit diesen 25 Gramm Butter vier Scheiben Brot bestreichen. Wichtiger ist eigentlich, was auf die Butter gelegt oder gestrichen wird. Aber das besprachen wir bereits.
Hängt Ihr Herz nicht an der Butter, dann ist sicher die Margarine für Sie ein empfehlenswertes Streichfett. Eine gute Pflanzenmargarine oder eine „Diätmargarine", die besonders reich an mehrfach ungesättigten Fettsäuren ist, finden Sie in jedem Supermarkt. Nebenbei bemerkt: Man kann

auch seine belegten Brote ohne Streichfett essen, wenn im Belag bereits Fett enthalten ist. Eigentlich ist es nicht mehr als eine liebe Angewohnheit, immer zunächst eine Lage Fett aufs Brot zu streichen.

Thema Frühstücksei

Hier sieht es schon etwas anders aus, denn ein Eigelb allein bringt fast die gesamte Tagesration an Cholesterin, nämlich 250 Milligramm. Machen Sie Ihre Entscheidung für oder gegen das Ei von der Höhe Ihres Cholesterinspiegels abhängig. Bei einer leichten Erhöhung ist sicher gegen ein gelegentliches Frühstücksei nichts einzuwenden.

Diese Empfehlungen gelten übrigens in dieser lockeren Form natürlich nicht für Menschen, die an einer ausgeprägten Fettstoffwechselkrankheit leiden. Hier ist eine strengere Diät angesagt, die mit dem Arzt oder in der Ernährungsberatung abgesprochen werden muß.

AUSBLICK

„Man soll sich nicht krankhaft ernähren, um schließlich gesund zu sterben", so lautet eine etwas boshafte Formulierung, die auf einengende, genußfeindliche Ernährungsratschläge abzielt, die jeden Appetit verderben. Da ist ganz sicher etwas Richtiges dran.
Doch strenge Ernährungstips, die kein Mensch konsequent befolgen kann, sind das Papier nicht wert, auf dem sie gedruckt werden. Ich hoffe, Ihnen gezeigt zu haben, daß eine ausgewogene Ernährung auch durchaus eßbar und genußreich ist. Essen mit Maß – das ist der bessere Leitspruch.

Abwägen der Risiken
Richtige Ernährung bietet uns eine Chance, die wir selbst nutzen können, wenn wir wollen. Überhaupt können manche der Risiken des Lebens von uns selbst beeinflußt werden. Wir können sie mindern, aber auch steigern. Der erhöhte Cholesterinspiegel im Blut ist ein wichtiges, aber eben nur ein einziges Gefahrenmoment neben anderen. Rauchen, Bluthochdruck, üppiges, fettreiches Essen, Übergewicht, alkoholische Getränke im Übermaß, Bewegungsarmut sind andere Risikofaktoren, die wir selbst durch unser Verhalten – zumindest in Grenzen– steuern können. Aber auch Streß, gefährliche Sportarten, riskante Hobbys, psychische Überforderung, Störungen in zwischenmenschlichen Beziehungen, mangelndes Selbstwertgefühl, Einsamkeit und Langeweile sind genaugenommen ebenso Risikofaktoren, die die Lebensqualität und die Gesundheit nachhaltig beeinträchtigen können.
Es gibt also viele Chancen, Lebensqualität und Gesundheit günstig zu beeinflussen. Wichtig ist, daß jeder einzelne für sich um diese Risiken und Chancen weiß und sich begründet entscheiden kann, welche Risiken er eingehen will und welche nicht. Es ist nicht von der Hand zu weisen, daß es in subjektiver Betrachtung durchaus Spaß machen kann, Risiken einzugehen. Zyniker behaupten gar, ein völlig risikofreies Leben sei nicht lebenswert.
Was unsere Ernährung angeht, so meine ich, ist der Preis, den wir für eine vollwertige, fettkontrollierte, aber kohlenhydratreiche Kost bezahlen, den Nutzen durchaus wert. Schließlich können wir länger genießen, was wir mögen.

Wie gesagt, etwas Maßhalten ist verlangt und ein „glückliches Händchen" bei der Auswahl der Speisen. In eine Cholesterinhysterie auszubrechen ist sicher der falsche Weg.

Mischen Sie sich selbst bessere Karten

Die Laborwerte der modernen Medizin sind – so gesehen – nützliche Hinweisschilder, die uns unseren Ernährungsfahrplan für die Zukunft gestalten lassen, damit wir unser Ziel gesund und sicher erreichen. Man kann sie auch mißachten und kommt vielleicht dennoch ans Ziel. Aber nur vielleicht! Darum muß jeder selbst entscheiden, was ihm eine größere Sicherheit wert ist, obschon es dafür keine Garantie gibt. Es ist einfach wie beim Kartenspiel – auch mit einem guten Blatt kann man verlieren, mit einem schlechten gewinnen. Doch das ist nicht die Regel. Ernährung, Gewicht und Bewegung sind drei „Karten", die Sie selbst „mischen" dürfen, um sich das bessere „Blatt" für Ihre Zukunft zu geben.

REGISTER

UNSER TIP

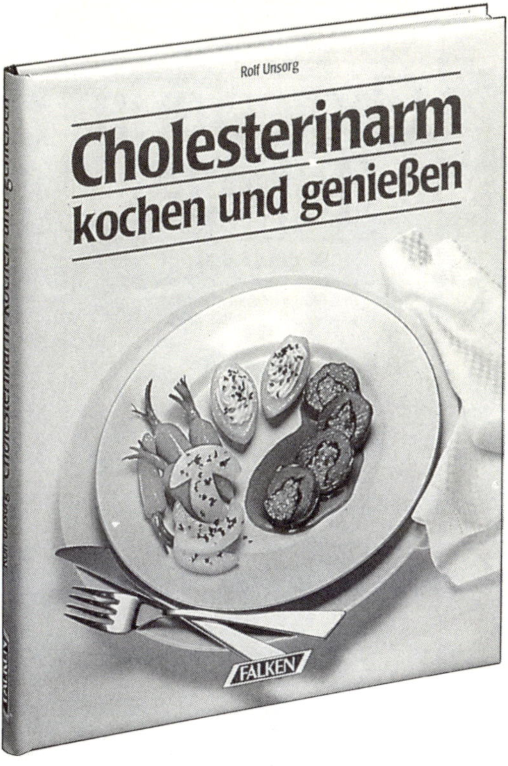

Cholesterinarm kochen und genießen
Von Rolf Ohnsorg, 168 Seiten, 132 Farbfotos, 1 Farbzeichnung, 1 s/w-Foto, Pappband.
Alles über die wichtigsten Lebensmittel und Zubereitungsmethoden der cholesterinarmen Küche. Ideenreiche Rezepte zeigen, wie man gesund und köstlich kochen kann. Alle Gerichte sind kalorienreduziert und berücksichtigen die Anforderungen für die Ernährung bei Diabetes mellitus und Bluthochdruck. Mit Angaben der wichtigsten Inhaltsstoffe sowie der Kalorien/Joule für jedes Rezept.
DM 29,80, S 239,–
Bestell-Nr.: 4442

FALKEN

Der Spezialist für nützliche Bücher

Falken-Verlag GmbH, Postfach 1120, D-6272 Niedernhausen/Ts.
Telefon: 0 61 27/70 20, Telefax: 0 61 27/70 21 33, Telex 4 185 585 fves d